5度のがんを生き延びる技術

がん闘病はメンタルが9割

高山知朗

幻冬舎

はじめに

がんになった人はみな、告知を受けた瞬間、当たり前の日常が崩れ落ちるような感覚を経験しています。

近い将来、自分が死ぬかもしれないという残酷な現実。夜が明ければ朝が来て、新しい一日が始まるのが当たり前だったのに、その当たり前が終わるかもしれないなんて――。そう考えて、目の前が真っ暗になるのです。

同時にたくさんの不安に苛《さいな》まれます。ステージはどの段階か、治療すれば治るがんなのか、いつまで生きられるのか、難しい手術や辛い抗がん剤治療が待っているのか、仕事は続けられるのか、治療費はどれぐらいかかるのか、家族に負担をかけるのではないか……。

今、これを読んでいるあなたは最近がんの告知を受け、不安と闘っているところでしょうか？　あるいはご家族や身近な方ががんを告知され、何か自分にできることはないだろうかという思いから本書を手に取ってくださっているのでしょうか？

そうした思いを抱えているみなさんに、ぜひお伝えしたいのです。

がんを5回告知されても、乗り越えて生きている人間が実際にいることを。

＊

私はＩＴベンチャーの社長をしていた40歳のときに最初のがんになり、53歳の現在までに5回のがん告知を受けました。脳腫瘍、悪性リンパ腫、白血病、大腸がん、肺がんです。前のがんの転移ではなく全て別々のがんで、５つ合わせると**5年生存率は約2％**という低い確率です。絶望的な数字と言っていいでしょう。

それでも、たくさんの方に助けられ、手術、抗がん剤治療、放射線治療などの標準治療を受けた結果、５つのがんはほぼ治りました。今はたまに通院して検査を受けながら、自宅で妻と娘とともに普通の生活を送ることができています。

なぜ、がんを5回も乗り越えることができたのか？

そこには治療に最適な病院選びや、医師との綿密なコミュニケーションなどさまざまな要因があるのですが、**中でも鍵となったのは〝折れないメンタル〟だというのが私の実感**です。

がんとの闘いでは告知以降、さまざまな不安や恐怖に直面します。希望を失いそうになることも、不安で押しつぶされそうになるときもあります。

そんなときにどうやって気持ちを立て直し、治療に前向きに取り組んでいくのか。つまり折れないメンタルをどう作り、どう保っていくのか。それを私は5回のがん闘病で模索し、実践してきた結果、生き延びることができたのです。

今まさにがんと闘うみなさんへ、**絶望や不安を乗り越え、最終的にはがんそのものを乗り越えていくために、私がたどり着いた具体的な方法**をお伝えしたいと思い、こうして筆を執りました。

＊

本書の構成は、まずは**私が何者で、どのようにがんと闘ってきたたか**を知ってもらうのがいいと考え、第1章は3回目のがん・白血病の闘病のこと、第2章は4回目のがん・大腸がんの闘病のことを書いています（1回目のがん・脳腫瘍と、2回目のがん・悪性リンパ腫の闘病については、前著『治るという前提でがんになった　情報戦でがんに克つ』に詳しく書きました。ご興味があれば読んでいただけるとうれしいです）。

5回目のがんである肺がんについては、本書の内容がほぼ固まってから告知されて手術を受けたばかりですので、闘病については詳しく書いていません。「おわりに」で簡単に触れるつもりです。

第3章は、5度のがん経験が自分にもたらした健康への考え方の変化や、がんによって人生観が変わったことについて書いていきます。

第4章は、本書で一番伝えたい「**がんを乗り越えるためのフレームワーク**」を説明しています。私がこれまでのがん闘病でどのように不安、恐れ、絶望を乗り越えてきたのかを、改めて体系的にまとめてみたものです。瞑想やマインドフルネスの考え方も取り入れた、その方法をていねいに解説していきます。

第5章は、**なぜがんは5回も私のところにやってきたのか**、自分なりの考えを記しています。

がんになった人は必ず「何が悪くて自分はがんになったのだろうか」と考えるものです。私は何度も繰り返すがんのことを、「人生のシナリオ」という考え方の中で捉えてきました。でもその考え方が、2回のがん闘病を終えた前著の時点と、5回の闘病を終えた今では少し変わりました。そのあたりの考えをご説明して、みなさんと一緒に考えてみたいと思っています。

＊

私は30歳でＩＴベンチャー企業を立ち上げた、いわゆる〝ＩＴ社長〟でしたが、度重なるがん闘病のために、自分の子どものようでも分身のようでもあった大切な会社を断腸の思いで手放しました。

売却がうまくいかなければ社員が路頭に迷ってしまうという不安、また会社を失ったら自分は何をして生きていけばいいのかという不安と闘ったＭ＆Ａの一部始終も記しています。

治療への不安や恐怖ももちろんありました。5回のがんの中でも血液のがん（悪性リンパ腫と白血病）の闘病は特に苦しく、治療中は実際に生死の境をさまようことになりました。

あまりの過酷さに耐えかねて、病室の窓の外に見える、**あのビルの屋上から飛び降りたほうが楽なのではないか**――という思いが頭をよぎったこともあります。

そうした経験を通じて私が実践してきた不安や苦痛を乗り越えていく方法が、がんと闘う患者さんやそのご家族はもちろんのこと、ストレスの多い現代を生きるみなさんが困難を乗り越えて前を向く助けになれば、こんなにうれしいことはありません。

大丈夫、5年生存率2%のこの私が生きているのですから。
あなたにもきっと、希望があります。
困難を、一緒に乗り越えていきましょう。

5度のがんを生き延びる技術

目次

移植治療のリアル

本当の闘いが始まった、生着後の日々

第2章
大腸がんと闘うベッドの上で考えていたこと

第3章
5度のがんが教えてくれたこと

第4章 がんを乗り越えるためのフレームワーク

ステップ4

「今ここ」に集中する

第5章 がんはなぜ何度も私のところにやってきたのだろう

カバーデザイン　小口翔平＋神田つぐみ（tobufune）
帯イラスト　坂木浩子
本文デザイン＋ＤＴＰ　美創

第1章

白血病と闘うベッドの上で考えていたこと

2017年、45歳のときに3回目のがん告知を受けました。
この告知には過去一番の衝撃を受け、
また治療中には生死の境をさまようことになりました。
次々と襲いくる絶望や不安、苦痛とどう対峙したか、お話ししていきます。

異常の発見、そして治療開始

急性骨髄性白血病が見つかる

2017年2月下旬、いつものように、虎の門病院血液内科で血液検査を受けました。悪性リンパ腫の再発チェックのため、2か月に1回のペースで検査を受けていたのです。2013年に患った悪性リンパ腫の治療から約4年が経過していました。その間、定期的に受けている検査で異常が見つかったことはなく、主治医のGY先生の診察は「問題ないですね」とすんなり終わるのが当たり前になっていました。

しかし、この日は違いました。

血液検査の結果に異常が見つかったのです。

先生によると、白血球や赤血球や血小板などの血球の数がいつもより少なく、特に好中球（白血球の一種）の数が非常に減っているといいます。一瞬、再発が頭をよぎりましたが、再発であれば血球以外の数値にも影響が出ることが多いという説明を伺い、まずは安心しました。多くのがん患者にとって、一番怖いのは再発が見つかることです。ですから、先生から再発ではなさそうだと聞いてホッとしました。ちょっとした異常に過ぎないに違いありません。

それでも詳しく調べるために、骨髄検査を受けることになりました。骨髄検査はマルクとも呼ばれ、白血病や悪性リンパ腫の患者の間では痛いことで悪名高い検査です。注射針をお尻に近い背中から腸骨（骨盤を構成する骨）に刺して、骨髄液を吸引します。注射針が骨を貫通するときのググッという鈍い衝撃、骨髄が吸引されるときのキューーッとした不快感。最初に受けたとき、噂で言われているほどには痛くないなと思ったものの、あの独特の不快感は忘れられません。

検査の結果は次回の診察で聞くことになりました。

ところが翌日の夕方、病院から携帯電話に着信がありました。悪い予感がします。電話をとるとGY先生からでした。先生は話しにくそうに言います。

「急性骨髄性白血病でした」

急性骨髄性白血病、つまり血液のがんです。

先生によると、過去2回のがん（脳腫瘍と悪性リンパ腫）の再発や転移ではなく、別の新しいがんだそうです。悪性リンパ腫も血液のがんなのですが、その治療時に行なった化学療法が原因で発症した、治療関連の二次がんだと説明されました。私にとっては3回目のがんということになります。

まったく想像していなかったので、純粋に驚きました。再発か、なんでもないか、の2つの可能性しか考えていなかったのです。これまでと別のがんだとは予想していませんでした。病名を聞いて、新たな不安がよぎります。

「ということは、今回は移植を避けられないということでしょうか」

「そうですね、今回の病気は、移植しないと治すことはできませんね」

これを聞いてまた衝撃を受けました。

移植、つまり造血幹細胞移植は、前回の悪性リンパ腫のときに勧められたものの、さまざまなリスクを考えて最終的には受けないことに決めた治療です。

２０１３年当時、私のタイプの悪性リンパ腫は、日本の学会における標準治療のガイドラインでも、化学療法だけで治るのか、移植が必要なのかは結論が出ていませんでした。ただ虎の門病院の先生たちの感覚としては、どちらかというと移植したほうが治る可能性は高いだろう、とのことでした。

しかし、移植は抗がん剤の副作用や、移植した造血幹細胞による免疫反応、そして長く続くＧＶＨＤ（移植片対宿主病《いしょくへんたいしゅくしゅびょう》）などと闘うことになる、非常に苦しく辛い治療です。さらに、治療自体が原因で命を落とす治療関連死のリスクも小さくありません。できれば避けたいと思っていました。

そのため、悪性リンパ腫の治療のときは、移植をせず化学療法のみで治した事例はないかと海外の論文を自ら調べ尽くした結果、アメリカの論文で成功例を見つけ、その論文を根拠に、移植を避け、化学療法のみで治療をすることを選択しました。

ところが今回の急性骨髄性白血病では、移植は避けられないというのです。

後に自分でも調べてみましたが、国内のガイドラインでも海外の論文でも、私のような急性骨髄性白血病の場合は、移植が治療の第一選択となっていました。当然ながら、先生たちも経験上、移植しないと治すことはできないとおっしゃいます。

先生からはすぐに入院したほうがいいと言われ、数日後から虎の門病院に入院することを決めて、電話は終わりました。

その夜、妻と娘に、また別の病気が見つかったことを伝えました。当時6歳だった娘は号泣しました。それまでに見たこともないような激しい泣き方です。「パパ、もう病気にならないって約束したのに！　もう入院しないって約束した！」と、涙で顔をぐしゃぐしゃにしながら繰り返しました。

「5日で帰る？　1か月で帰る？」

「……もう少しかかるかな」

「今度のはがんじゃない？」

「……今度の病気もがんだけど、でもまた治して帰ってくるよ。だって前のときも、その前のときも、ちゃんと治したでしょう？」

納得しない娘は、大泣きしながら「パパが欲しいものなんでもあげるから、すぐに帰ってきて。300枚入りの折り紙全部あげるから、早く帰ってきて！」と、小さな体全部で訴えてきます。

そんな娘を見て、妻と私と、3人で身を寄せ合って泣きました。がんの告知でこんなに泣いたのは初めてのことでした。

なぜこのときの告知が一番辛かったか

急性骨髄性白血病の告知は、それまでの2回のがんの告知よりも何倍も辛く、そして悔しいものでした。それは私自身の置かれていた状況によるところが大きいです。

私はこの告知の3週間前に、2001年に設立した株式会社オーシャンブリッジを売却していました。それまで脳腫瘍、悪性リンパ腫と度重なるがん闘病を経験して、これ以上自分が経営を続けていくことは難しいと考えたのです。

病気になるまでは「死ぬまで会社を経営し続けること」が人生の目標だった自分にとって、自分が立ち上げた会社を売却して経営から退くというのは、まさに苦渋の決断でした。

2011年に脳腫瘍の摘出手術と放射線治療と化学療法を受けて退院したときは、体力的なダメージはそれほど大きくはなく、2か月ほどの自宅療養を経て、仕事に復帰しました（化学療法は退院後も通院で継続しました）。

手術の後遺症として視野の左下4分の1を失うという視覚障害が残ったことから、PC操作ではいろいろと不都合がありましたが、作業のやり方を工夫してなんとかしようとしていました。


しかし、2013年に悪性リンパ腫の治療を終えて退院した後は、体重が10キロほど減り、脚力や体力が衰え、仕事をするどころか会社に行くのも難しい状況でした。身長176センチで体重46キロになってしまったので本当にガリガリで、脂肪も筋肉も大きく失われていました。

脚力は、床に座った状態から自分の足だけでは立ち上がれないほどに落ちていて、いつも窓枠や妻の体につかまって立ち上がっていました。家の階段は四つん這いになったり両手で手すりにつかまったりして上り下りするしかありません。2～3分も歩くと足が疲れ、近所を散歩するのもままならない状態でした。

それでも一日でも早く会社に戻りたいと、自分なりに毎日ウォーキングなどのリハビリに努めました。

数か月して、多少体力が回復してきたころ、週に1回くらいのペースでタクシーに乗って会社に顔を出せるようになりました。とにかく早く仕事に復帰したい、またビジネスを通じて社会に貢献したいと必死でした。

私が設立したオーシャンブリッジは、海外のＩＴ企業が開発したソフトウェアをローカライズ（日本語化）して日本市場で販売し、サポートを提供するビジネスを手掛けており、大企業や官公庁、自治体など幅広いお客様を抱えて事業を展開していました。

お客様から「オーシャンブリッジさんのおかげで業務効率が上がりました！」といった喜びの声をいただくたびに、世の中に貢献できているという手応えを感じていました。海外と日本の「架け橋」としてのオーシャンブリッジの存在価値を実感することができました。

30歳で人生をかけて立ち上げたオーシャンブリッジという会社は、自分のアイデンティティの大きな部分を占めていたのです。

起業した会社に戻りたいのに戻れない

しかし、リハビリを続けながら少しずつ会社に顔を出せるようになってしばらくすると、幹部社員から、

「高山さんがたまに会社に来て社員に指示を出すと現場が混乱します。１００％働けるようになったら会社に戻ってきてください。それまでは会社は自分たちが守りますから、高山さんは療養に専念してください」

と言われてしまいます。

思いがけず老害の一歩手前、いや老害そのものになっていました。

早く体力を回復して会社に戻りたい、と焦ってリハビリをがんばるのですが、体力は思ったようには回復しません。病気になる前を１００％とすると、感覚としては50～60％程度がせいぜいです。

そして、あるとき気づきました。ここからどんなにリハビリに励んだとしても70％程度まで回復するのがいいところではないか。１００％、いや90％にすら戻すのは無理なのではないか、と。

つまり、もう以前のように仕事をすることはできないと悟ってしまったのです。

もはや経営者として以前のように自分が納得できるような働き方ができないのであれば、自分はどうすべきか。自分にとって、会社にとって、社員にとって、どうするのが一番いいのか、何か月も悩みました。

そうして悩みに悩んだ結果、仕事も、経営者の立場も、そして会社そのものも手放すのが、自分にとっても会社にとっても一番よいという考えに至りました。

中途半端に会社にぶら下がり、創業者で大株主であるというだけで、大した仕事もせずに会社から給料を吸い上げるようなことはしたくありません。だったらきっぱりと会社から身を引こう、と思ったのです。

そして、会社は意欲にあふれた新しい社長に任せて引っ張っていってもらうのが、会社と社員の今後の成長のためにもよいのではないかと考えました。健康不安を抱えた社長の経営する会社では、社員も取引先も先行きに不安を感じて当然です。

とは言え、自分のアイデンティティでもある会社を本当に手放せるのか。

会社と仕事を手放した後、自分は何をして生きていくのか。

働く父親の背中を子どもに見せなくていいのか。

そもそも自分の収入がなくなったら、家族3人でどうやって食べていくのか。

何もしないで生きていく

再び悶々と思い悩む日々が続きます。自分の存在価値を揺るがすアイデンティティ・クライシスにおちいっていました。

しかしある日、妻の言葉で目が覚めました。

「会社を売却したら、もう何もやらなくていいんじゃない？　私も仕事をしてるんだし」

そして妻は続けました。

「仮に働く必要がなくて、やりたいことだけやればいい状況になったとして、それでもどうしても仕事がやりたいのであれば仕事をすればいいけど、そうでないなら無理に何かをしようとする必要はないよ」

この言葉には衝撃を受けました。

「何もしないで生きていく」ということを考えたこともなく、人間は一生、何か仕事をして生きていかなければならないと信じて疑わなかった自分としては、「何もしなくてもいい」という考えは純粋に新鮮でした。

「そうか、何もしないという選択肢があったのか」と。

自分が勝手に縛られていた固定観念を初めて疑うことになりました。


人間は働かなければならない、働かざる者食うべからず、という固定観念。

戦争から帰ってきてから長野で文具問屋を始めた祖父は、晩年も病床で帳簿をめくり、まさに死ぬまで働いていました。そんな祖父の姿を見て育った私自身も、死ぬまで会社を経営し続けるのが人生の目標でした。

そんな自分が2011年に脳腫瘍になってからは、人生の優先順位を仕事から家族へと大きく見直し、人生の目標も「娘の二十歳の誕生日を家族3人で乾杯してお祝いする」というものに変わっていました。

それでもさすがに仕事を辞めるなんてことはまったく考えたことがなく、プライベートも大事にした上で仕事はずっと続けていくものだと、なんの疑いもなく思っていました。

それが、働かなくてもいい、何もしなくてもいいとは——。そんな生き方があろうとは思いもよりませんでした。自分にとってはコペルニクス的転回でした。

会社に固執せず、思い切って手放すことで、また新しい人生がひらけるかもしれない、と思うようになっていきました。

友人や先輩に相談しながら、会社の売却について具体的に検討し始めました。ベンチャー企業のM&Aの専門家を何人か紹介してもらって相談していきました。

いろいろな方からアドバイスをもらいながら、1年ほどかけて売却先企業を選定し、売却条件を交渉していきました。

会社は自分の子どもであり自分自身でもある

創業者にとって、自分が立ち上げた会社は自分の子どものようなものだとよく言われます。私にとってはアイデンティティ、つまり自分自身でもあります。

自分の子どもあるいは分身を安心して任せられる信頼できる買い手が現れるのか、当初は非常に不安に思っていました。実際、すぐに見つかるようなものではありませんでした。

それでも売却先を探し始めてから何か月か経ったころ、幸いにして手を挙げてくれる会社がいくつか出てきました。その中に、オーシャンブリッジと近い市場で事業を展開していてベンチャーマインドも持った会社がありました。それが、現在のオーシャンブリッジの親会社である株式会社ノーチラス・テクノロジーズです。

話し合いを進めていくと、この会社はオーシャンブリッジの創業理念や価値観、カルチャー、そして人材を非常に尊重してくれていました。買収してからも自社に吸収合併することなく、グループ内の一社として、引き続き独立した企業として経営していく方針だといいます。

もちろんリストラなどすることはなく、会社としての個性を活かしつつ、グループ内でシナジーを生み出していくということです。売却の重要な条件として考えていた全社員の雇用の継続も約束してくれました。

話し合いを通じ、こうしたオーシャンブリッジ買収に対する考え方はもとより、相手先の経営陣の人間性にも尊敬できる部分がたくさんあり、話し合いを重ねるごとに、ぜひこの会社にオーシャンブリッジの未来を託したい、という思いが強くなっていきました。


売却先候補との交渉と並行して、幹部社員の説得も続けました。当時、私はすでに会長に退いて、社長は後進に譲っていましたが、その社長をはじめ経営陣からすれば、経営体制が変わり上司が変わるM&Aには基本的に反対です。雇用が維持されるとは言え、自分たちの立場や仕事が変わるかもしれないと不安に思う気持ちもよく分かります。

彼らからは、自分たち経営陣による買収、つまりMBO（マネジメントバイアウト）の可能性を検討したいという申し出もありました。私は資金面や体制面等から現実的には難しいのではないかと思いながらも、彼らに対しては、社外へのＭ＆Ａと彼ら経営陣へのＭＢＯの両方の売却条件を並べて比較し、最終的に判断することを伝えました。

よい売却先候補が見つかったとは言え、経営陣の反発とＭＢＯの動きもあり、契約が締結されるまでは、不安が尽きませんでした。

交渉がまとまらなかったらどうしようという強い不安がありました。売却条件が折り合わなかったらどうするのか。デューデリジェンス（会社を買収する際にその対象企業の経営実態を調査すること）や社員面談の結果、相手先がＭ＆Ａを見送ると通知してきたらどうするのか。リスクは数え上げればたくさんあります。Ｍ＆Ａに反対だった役員の突然の退職など、売却交渉に影響しかねない出来事もありました。

しかし、売却交渉が頓挫すれば、自分が経営者を続けられなくなった以上、オーシャンブリッジと社員の将来、そして自分たち家族の将来も危ぶまれます。そうした不安で、両足が地中深く、奥の方に強く引っ張り込まれるような感覚が常にありました。いつも強い不安に苛まれていました。

人生最大の仕事をやり遂げ、最大の危機が訪れる

私の不安をよそに、M&Aの売却条件の最終交渉と契約書の修正は着実に進んでいきます。それまでの過程で経営陣からは具体的な買収計画の提示がなく、MBOは検討から外れていました。そして2017年1月31日、無事に最終契約書が締結されたのです。

大きな達成感と、それ以上に大きな安堵感があふれてきました。会社、社員、自分、家族。みんなの未来はこれで大丈夫だと思いました。

16年前の創業当時を思い出し、会社は設立するよりも売却するほうが難しいと思いました。その意味で、オーシャンブリッジの売却は、自分が人生においてやり遂げた一番大きな仕事だったと考えています。

そして、そのわずか3週間後、2月下旬に急性骨髄性白血病が見つかったのです。

「どうしてこのタイミングで……」とやるせない思いがあふれました。経営者としての責任や仕事から解放されて完全に自由になり、やっとこれから本当の意味で家族と自分のために穏やかな人生を送っていけると安心したところでした。

あまりにも非情すぎるのではないか。それまで2回のがん告知では感じたことのない感情でした。

予定していた家族のイベントは全てキャンセルです。夏休みの旅行も、娘の誕生日をホテルでお祝いすることも、東京ドームにコンサートを聴きに行くことも。娘が楽しみにしていたイベントを、自分の病気のために全て取りやめなければならないことが、ただただ申し訳なく、そしてかわいそうに思いました。

妻は仕事を減らせるか職場に相談してみると言ってくれました。自分のことで妻にまたしても苦労をかけることになってしまって、本当に申し訳なく思いました。

告知の日の、悲しく、悔しく、やるせない思いは忘れられません。娘の号泣も一生忘れられません。辛い告知でした。

厳しい移植治療を受けても6割は亡くなる現実

告知から4日後の2月27日には虎の門病院に入院しました。

悪性リンパ腫の治療時からお世話になっている主治医のGY先生と担当医のMY先生のお二人に、今回も担当していただくことになり、治療について以下のようなおおまかな説明がありました。

ました。

「正式な病名は治療関連急性骨髄性白血病です。前回の悪性リンパ腫の抗がん剤治療の影響で発症した二次性のがんで、悪性リンパ腫の再発ではありません。

治療は、前処置として化学療法を行なった後、造血幹細胞移植を行ないます。前処置は抗がん剤のみで、放射線の全身照射は行ないません。

治療成績については、治療関連急性骨髄性白血病の場合、化学療法だけ行なって移植をしない場合はどうしても再発してしまうため、1～2割しか治りません。でも移植をすれば4割は治ります。つまり5年生存率は40%です。ただ、今後の検査で予後不良因子が見つかれば、生存率の数字は変わってきます」

移植をすれば4割は治る。逆に言えば、厳しい移植治療を受けても6割は治らずに亡くなってしまうということです。これは、移植をしたこと自体が原因で亡くなってしまう治療関連死が2～3割あるためでもあります（ただ私の年齢の場合はもう少し低く、1～2割程度との話もありました）。

治療関連死の話でも分かるように、移植は非常にリスクが高い治療ですが、でもこの病気を治すためには移植しか道はありません。移植を受けた上で、リスクを一つ一つ乗り越えて、なんとか生き残る4割に入るしか、治す道はないのです。

白血病と造血幹細胞移植

造血幹細胞移植にもいくつか種類があります。私の治療においては骨髄移植あるいは臍帯血《さいたいけつ》移植の2つの可能性がありました。

そもそも白血病とはどういう病気か、その治療法としての造血幹細胞移植とはどんな治療なのかを簡単に説明してみます。さらに、骨髄移植と臍帯血移植についても、先生の説明を参考にして自分なりにまとめてみました。

・白血病とは

白血病は白血球ががん化して白血病細胞となり、それが血液中で異常に増え、正常な白血球、赤血球、血小板が減少する病気です。

・造血幹細胞移植とは

健康な人（ドナー）から採取した造血幹細胞を患者に移植することで、正常な血液細胞が作られるようにする治療です。

たとえ話で説明すると、白血病患者の体の中で、正常な血球を押しのけて大量増殖している異常細胞（白血病細胞）と、その異常細胞を大量生産している故障した工場（骨髄）を、正常な血球も含めて丸ごと全て破壊して（前処置）、そこに新たな工場（ドナーの造血幹細胞）を移設してきて（移植）、正常な血球が製造できるようにする（生着）、というのが造血幹細胞移植治療です。

・骨髄移植とは

骨髄バンクに登録されたドナー、あるいは血縁ドナーから骨髄を採取し、患者の静脈に注入します。骨髄内に含まれる造血幹細胞が患者の骨髄に移動し、新しい血液細胞の生成を始めます。

患者と血液のHLA型がマッチするドナーを骨髄バンクあるいは血縁者から見つけた上で、移植時にそのドナーに入院していただいて、手術室で全身麻酔下にて骨髄を採取し、患者に移植します（HLA型については63ページで説明します）。

そのためドナーが仕事等の都合があって入院できない場合は、HLA型がマッチしたとしても移植に至らないケースがあります。そうした調整が必要なため、移植までの準備期間は4〜5か月とのことでした。

・臍帯血移植とは

赤ちゃんが生まれたときへその緒に残った血液（臍帯血）を採取し、冷凍保存している臍帯血バンクがあります。そこから、患者とＨＬＡ型がマッチする臍帯血を取り出して解凍して患者の静脈に注入します。そうすると臍帯血に含まれる造血幹細胞が患者の骨髄に移動して、血液細胞の生成を始めるのです。

すでに臍帯血バンクに冷凍保管されている臍帯血を移植すればよいので、移植までの準備期間は1か月程度とのことでした。ただ、骨髄移植と異なり、臍帯血中から採取できる幹細胞数は限りがあるため、体の大きな患者の場合は移植に必要な量の幹細胞を得られない可能性があります。

実績のある骨髄移植、近年増加する臍帯血移植

先生によると、臍帯血移植は骨髄移植より新しい治療ではあるものの、治療成績は近年では

骨髄移植に迫っているそうです。臍帯血バンクでドナーが見つかる確率も以前より上がっていて、今では97％ほどだといいます（確率は私の治療当時のもの。以下同）。

また、移植の成功を意味する生着率については、以前は骨髄移植が97％で臍帯血移植は85％とかなりの差がありましたが、今では臍帯血移植の治療技術の向上によって差が縮まってきています。生着とは前述のとおり、移植した造血幹細胞から新たに血液が造り出されるようになることを指します。

こうした状況を背景に、最近は臍帯血移植の実施件数が増加しており、骨髄移植の実施件数を上回っているようです。

私は悪性リンパ腫の治療時に、移植も治療の選択肢としてあったため、骨髄バンクの検索をしていました。しかしそのときはマッチするドナーさんが見つからなかったのです。そうした経緯があって、骨髄移植ではなく臍帯血移植を受ける方向で準備を進めていくことになりました。

それから1週間ほど経った3月上旬に、先生から治療スケジュールの説明がありました。約3週間後の4月3日から6日間、前処置の抗がん剤投与を行ない、4月10日ごろに移植。治療中は免疫力が大きく下がるため、前処置開始前に無菌室に入り、移植から1か月ほど経って免疲力が回復してくるまでの間は無菌室で過ごす。さらに1～3か月ほど入院。退院は早ければ7月、治療が長引くと9月、もっとかかった場合は12月。

この説明を聞いて、私は「思ったより早く退院できそうだな」と感じました。移植は1年以上かかるような印象を勝手に持っていたからです。早ければ夏には退院できるという先生の説明を聞いて、少し安心しました。

5年生存率が40%から30%にダウン

その後、先生から、染色体検査の結果について説明を受けました。

残念ながら染色体異常が見つかったといいます。しかもその中でも特に予後の悪い（治りにくい）、複雑核型であるとのことでした（複雑核型：複数の染色体異常、つまり染色体の欠損、複製などが同時に存在すること）。

複雑核型の場合、抗がん剤治療だけ行なって移植をしない場合、ほぼ再発してしまうそうです。そして恐ろしいことに、移植をした場合でも3年以内に4～5割は再発してしまうと伝えられました。

それまで5年生存率は40%と言われていましたが、染色体異常という新たな予後不良因子によって、それが30％に下がってしまいました。

治療関連による白血病だということも予後不良因子ですが、それに染色体異常という新たな予後不良因子も加わってしまいました。白血病の中でも非常に治療が難しいタイプということになります。

そのため治療としては、まずは前処置として、この種の白血病細胞を叩くのに最もよいと考えられる抗がん剤を組み合わせて、できる限り白血病細胞を減らす。その上で臍帯血移植を行ない、ＧＶＬ効果によって白血病細胞をとことんやっつける、という2段階の考え方になるとの説明でした。

ＧＶＬ（移植片対白血病）効果というのは、前処置の抗がん剤の後も体内に残ってしまっている白血病細胞を、移植した造血幹細胞が異物と認識して攻撃することにより、病気を治すという効果です。

移植した造血幹細胞が私の白血病細胞を攻撃するのに適していて、白血病細胞を根絶してくれれば、私の白血病は治ります。そうなることを期待して移植するけれども、移植する臍帯血で白血病細胞が根絶できるかどうかは、残念ながら実際に移植してみなければ分からないといいます。

私の白血病細胞を攻撃するにはどの造血幹細胞がよいのかというのは、血液のHLA型のマッチ・アンマッチとはまた別の話で、現時点の医学では十分に解明されていない部分、との説明を受けました。

1年でも2年でも時間を稼ぐことが大切

移植した臍帯血の造血幹細胞が白血病細胞を根絶できなかった場合、再発してしまう可能性が高くなります。それでも、移植を行なって、再発までの時間を1年でも2年でも稼ぐことで、分子標的薬などの新しい治療法の選択肢も増えてくる、と先生は言います。

例えば、当時メディアで話題となっていた免疫チェックポイント阻害剤のオプジーボについても、いずれ急性骨髄性白血病にも使えるようになる可能性があるとのことでした。免疫チェックポイント阻害剤とは、がん細胞が免疫細胞の攻撃を逃れる仕組みを解除する薬のことです。また、染色体異常のある白血病に対応する薬なども開発されているようです。

このように新しい治療法が日々開発されているので、1年でも長く生きれば、それだけ新しい治療薬が使えるようになって、治せる可能性が増えてきます。

だからこそ、まずは抗がん剤と移植で1年でも2年でも時間を稼ぐことが大切なのだというお話でした。

まだまだ人間の体には分からないことが多く、医学はいまでも発展途上で、だからこそ、これからも新たな治療法が開発される余地が大きいのでしょう。

一連の話を聞いて、自分を含め、治療の難しい病気の患者は、治療法の研究の最前線に立っているのだという思いを強くしました。

移植患者ががんばるべき3つのこと

先生は、患者自身にがんばって欲しいこととして次の3つを挙げました。

1　リハビリ――なるべく起きて過ごす
入院中、寝てばかりいると筋力が低下し、退院後の社会復帰に影響する。また褥瘡《じょくそう》（床ずれ）や肺の障害の原因となる。リハビリで筋力の低下を最小限に抑えること、日中はできるだけ起き上がった状態で過ごすことが大切。

2　清潔ケア――うがい、歯磨き、手洗い

治療中の感染症を防ぐために手洗いはもちろんのこと、うがいや歯磨きも重要。口の中に細菌があると口内炎や咽頭炎の原因になる。うがいで喉の乾燥を防ぐことも大事。

3　食事――少しでも口から食べる

量は少なくてもいいのでできるだけ口から食べる。栄養は点滴で入れているので、口から食べるのはゼリーでもプリンでもなんでもいい。口から食べることで胃腸を動かすことが大切。

こうした日々の地道な努力を患者自身がどれだけ積み重ねられるかが、感染症などの合併症の予防につながり、早期退院にもつながるし、その後の社会復帰にもつながると先生に言われ、私も治療が始まったらこの3つはがんばろうと思いました。

特にリハビリについては、理学療法士さんとのリハビリだけではなく、廊下を歩く、ベッド脇でスクワットをする等、自分でできることもしっかりやろうと決めました。早く退院するため、早く以前の日常を取り戻すため、できることはなんでもやるという気持ちでした。

年下の先輩患者から勇気をもらう

告知から2週間ほど経ち、ようやく精神的に落ち着いてきました。今回の告知は本当に衝撃が大きく、告知の当日だけでなく、思わず涙を流してしまう機会がこれまでになく多くありました。人前で涙を流すようなことは、それまでの2回のがん闘病ではまったくなかったことです。

でも、少し時間が経って、先生から具体的な説明を何度か受け、なんとか大丈夫、と思えるようになりました。

そんなころ、闘病や日々のあれこれをつづっている私のブログ「オーシャンブリッジ高山のブログ」に、忘れられないコメントをいただきました。ゆうきさんという30代女性の方からでした。

ゆうきさんは、私と同じ急性骨髄性白血病で、同じ虎の門病院で、同じ臍帯血移植を、それまでになんと2回も受けたそうです。そのゆうきさんからいただいたメッセージは次のようなものでした。

〈移植治療は思っていたより楽かもしれませんし、終わってしまえば身体の苦しさはすぐ忘れるものです〉

この、まるで達観したような言葉に、移植を控えた私は本当に勇気づけられました。経験者にしか言えない説得力のある言葉だと思いました。これを読んで、自分も移植を乗り越えられるかもしれない、生き残れるかもしれない、と思えました。

自分が死亡のリスクや身体的苦痛などでこれだけ恐れている移植治療を、自分より若い女性が、2回も乗り越えているという圧倒的な事実。その彼女が「思っていたより楽かもしれません」と言ってくれたことで、自分は過剰に恐れているだけなのかもしれないと思えました。

そして「終わってしまえば苦しさはすぐ忘れる」という言葉で、とにかく後先考えずに目の前の苦痛さえ一つ一つ乗り越えていけば、あとはなんとかなるかもしれないという気持ちになれたのです。

実際に移植を2回も受けた経験ゆえに出てくるゆうきさんの言葉は、治療を恐れている自分の心にものすごく響きました。自分も怖がってばかりはいられない、と元気が出ました。

驚いたことに、ゆうきさんはこのコメントをくれたすぐ後に、私と同じ病棟に入院してきました。病気が再発してしまい、3回目の移植に臨むのだといいます。私の病室に遊びに来てくれたゆうきさんは、メッセージと同じく、どこか達観したような、俗世を超越したような、不思議な雰囲気をまとった女性でした。

私は同じ治療に臨む患者仲間ができて、とても心強く思いました。しかも移植の経験者、つまり先輩です。その後何度かお互いの病室を行き来してお話ししました。「一緒に病気を乗り越えて、退院したらお茶しましょう！」と約束しました。偶然なことに、住んでいるところまで、同じ横浜だったのです。

その後しばらくしてゆうきさんは3回目の移植を受けました。

しかし移植からまもなく、ゆうきさんは合併症のために天国に旅立っていきました。

同じ病気と闘う患者仲間が亡くなることは、がん闘病において最も辛い出来事の一つです。

それでもゆうきさんが残してくれたメッセージは、間違いなく私が移植治療を乗り越える上での大きな支えになりました。7年経った今でも、その言葉は私の中で生き続けています。

恐怖の移植パンフレット

3月上旬、「移植のパンフレット」を移植コーディネーターのNさんが病室に持ってきてくれました。

虎の門病院には、「移植のパンフレット」と呼ばれている60ページ弱の冊子があります。移植治療の大まかなスケジュールや注意事項などがまとめられている冊子で、移植が決まった患者に配られ、患者は看護師さんと読み合わせをしながら移植日までに準備を進めていきます。

2回目のがんである悪性リンパ腫で入院していた当時、隣のベッドに若いTさんという移植患者さんがいて、よく看護師さんと、この移植パンフレットの読み合わせをしていました。そのとき耳に入ってきた内容が、ときに非常に厳しい内容で、実はそれが移植治療を恐れるようになった理由の一つにもなっていました。

例えば、副作用で口から喉まで口内炎になってしまい、1か月間何も食べられなくなった患者さんがいたとか、ひどい下痢になるとベッド脇にトイレを置いて用を足さないと間に合わない場合もあるとか……。

また退院後も、当分は刺身などの生ものや納豆が食べられないといった食事制限があるとか、慢性のGVHD（移植片対宿主病）に何年も悩まされることがあるとか……。

GVHDとは、移植したドナーの白血球が、患者の体を異物とみなして攻撃することで、さまざまな臓器（皮膚、消化管、肝臓等）に合併症が起きることです。

ほかにも、ある看護師さんは、久しぶりに移植患者さんと会ったら「こうやって出歩いて人に会えるようになるまで3年かかったよ」と言われた、と話してくれたこともあったのですが、それを聞いて退院後の回復も相当時間がかかるんだな……と不安が増すのを感じました。

怯えをスライドで整理してみた

それでも、移植パンフレットを恐る恐る読んでいるうちに、私はふと、治療の苦痛は一度に全部押し寄せてくるわけではないことに気づきました。パンフレットにある副作用やGVHD、それまでに先生から説明された治療関連死につながる合併症などは、治療のフェーズごとに、変遷していくのです。来るものもあれば去っていくものもあります。

そのフェーズごとの不安の変遷を、当時、自分の頭の中を整理するために図にしたのが54～55ページの「臍帯血移植治療の苦痛の変遷」、名づけて「苦痛のチャート」です。移植パンフレットの内容と、先生が説明してくれた副作用や合併症などの話を合わせて、自分なりに整理

治療が進むにつれて対処すべき苦痛は変わっていく

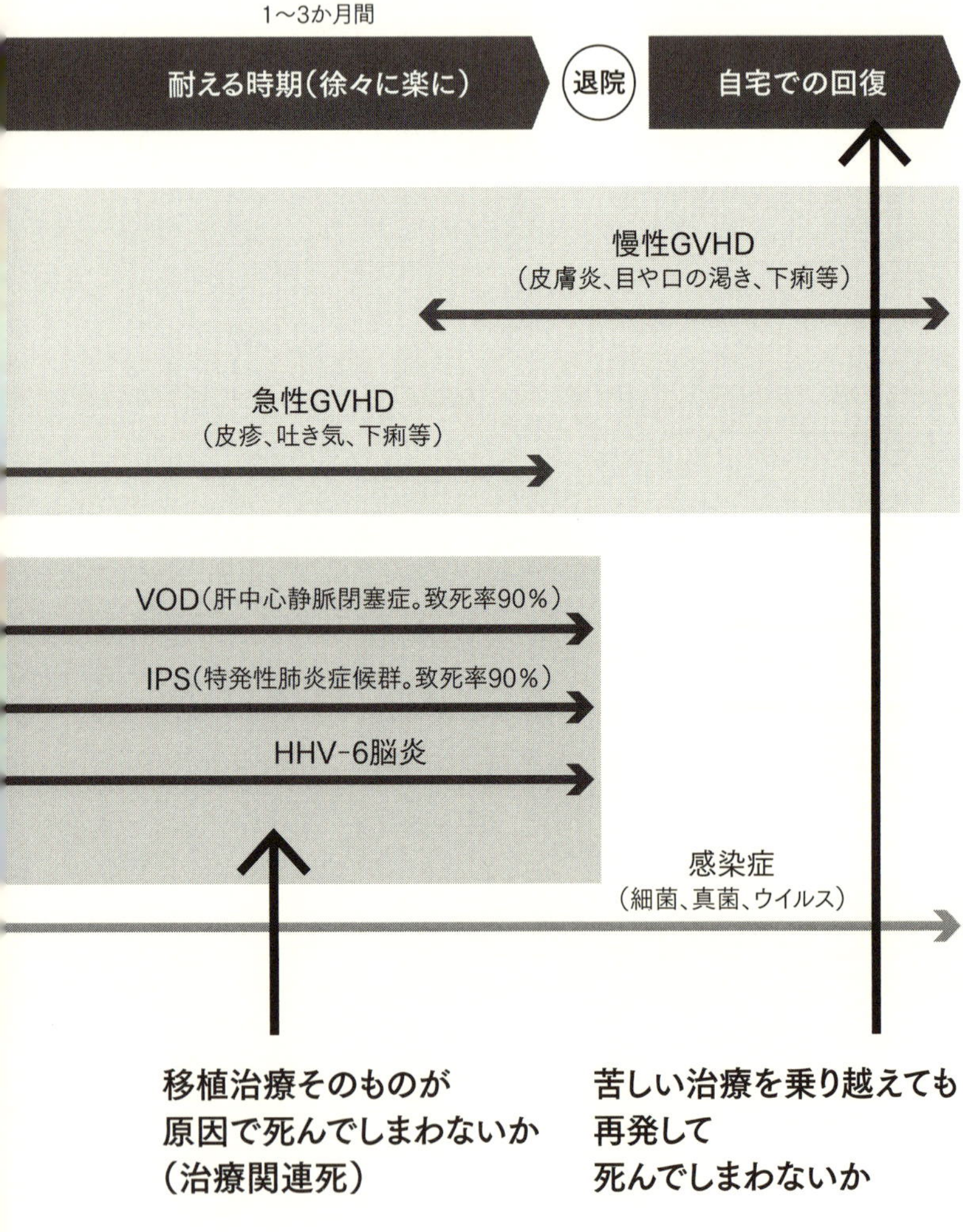

苦痛のチャート
（臍帯血移植治療の苦痛の変遷）

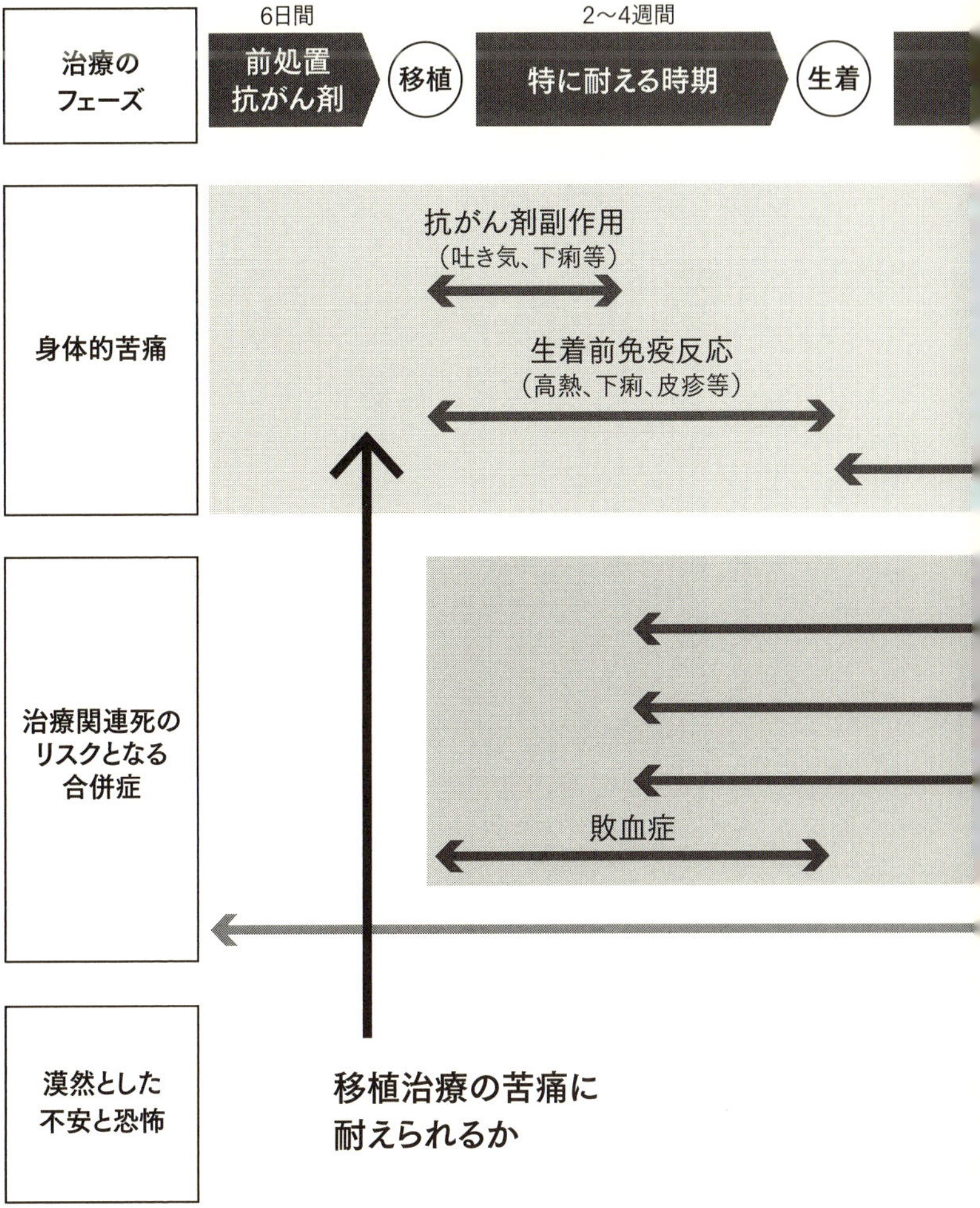

して作成しました（書籍への掲載にあたり、入院当時に作成したものに修正を加えました）。

1番上に書いてある右向きの矢印が治療のフェーズ（段階）を表しています。2番目の段と3番目の段が、そのフェーズで発生する苦痛や合併症です。一番下の段は、それらの苦痛や合併症に対する漠然とした不安です。

具体的に説明してみます。移植の前処置である抗がん剤の点滴を始めて1週間ほど経つと、抗がん剤の副作用で吐き気や下痢などの症状が出てきます。でもそれは1週間ほどで治まっていきます。

移植をしてしばらくすると、生着前免疫反応で高熱が出たり、皮疹が出たりします。移植から3週間ほど経って白血球が増えてくると、急性GVHDの症状が出てきます。また、移植して白血球が減ると細菌感染による敗血症のリスクが高まりますが、このリスクは白血球が増えて生着すると大きく下がります。

このように、治療の段階ごとに、苦痛や不安は変わります。そして多くの苦痛はフェーズが進めば過ぎ去っていきます。ゆうきさんの言葉にあったように。

治療に入る前から、未来の副作用や苦痛を心配してもしょうがありません。体が一番いい状態で移植を受けること、そのために体調を維持することが今は何より大切だと、これを描きながら改めて思いました。

私の場合、辛い移植治療を前に自分の不安を書き出して、客観視することが、移植を受け入れるために必要でした。書き出したことで、漠然とした大きな不安が、乗り越えるべき具体的な小さな山へと分割されたのです。

なお、この「苦痛のチャート」にある治療内容や副作用や合併症は患者さん一人一人によって異なります。たとえ同病の方でもそのまま当てはまるわけではないことをご留意ください。

移植治療を自分なりに捉え直し、受け入れた段階

入院生活が始まってしばらく経ち、臍帯血移植が現実のものとして迫ってきて、先生の説明を聞いたり、移植のパンフレットを読んだり、自分の恐れを「苦痛のチャート」で整理したりしているうちに、治療に対する考え方が以下のように変わっていきました。

・治療のリスクや苦痛について

以前は、移植のリスクや治療の苦しさ、辛さを恐れるばかりでした。

でもこのころには、いろいろ考えた末、このように考えるようになっていました。

「治るために移植が必要なら、それを受け入れて、移植に向けて進むのみだ。まだ起きてもいない未来のことを今から心配したり不安に思ったりしてもしょうがない。ゆうきさんが言ったように、実際は思ったよりも苦痛が小さいかもしれないんだから。

目の前の現実に集中し、現れた苦難を一つ一つ乗り越えていこう」

・生存率について
私は急性骨髄性白血病であり、治療関連と複雑核型の2つの予後不良因子があり、5年生存率は3割程度。また治療関連死の確率は私の年齢では1～2割程度であるというのが、先生の見解でした。以前はこうした生存率あるいは死亡率に、私は敏感に反応していました。でも、このころには、

「生存率が何%であっても自分にとっては0か100か。生き残るためには目の前のできることをやるしかないんだ」

というように割り切って構えられるようになっていました。

「生存率はあくまでも集団を対象とした統計データであって、自分個人にとって直接は関係な

い。生存率が0％でない限り、実際に生き残っている人はいる」という考え方です。生存率の捉え方を自分の中で変えました。

これは、2011年に脳腫瘍になったときに、悩んだ末にたどり着いた考え方です。3回目のがん告知を受けて以来、心は千々に乱れましたが、ようやくこの考え方に戻ってくることができました。さらに2011年のときと違うのは、実際に自分が2回のがんを生き残ってきたという自負のようなものです。

「今までだって、脳腫瘍のときの25％、悪性リンパ腫のときの40％という生存率の狭き門をくぐって生き残ってきたじゃないか。集団を対象にした生存率は、自分個人には直接は関係ない。今回だってこれまでと同じように生き残れるはずなんだ」

・再発のリスクについて

以前は「再発が怖い。再発するたびに使える治療法は減っていって、いずれ治療できなくなる。だから今回の治療で完全に治さなければ」と考えていました。

でも今回は「再発したからといって打つ手がなくなるわけではない。再発した時点で新たに使えるようになっている最新の治療法を使って、また乗り越えるだけだ」と考えられるようになりました。

「再発もしょうがない」と受け入れて、「再発したからといって終わりではなく、新たな治療法で乗り越えられる」と再発についての捉え方も変えました。

・治療法の選択について

悪性リンパ腫のときは、治療法で迷い、海外の最新の論文を自力で探してたくさん読みました。化学療法だけで治るのか、やはり移植が必要なのか。悩み、迷いながらの治療でした。

でも今回は、治すためには移植するしかないため、治療方針は明確です。迷う余地はまったくありません。だからこそ、自分の精神的なエネルギーの全てを、目の前の困難を乗り越えることに集中させることができます。

こうして治療の捉え方が変わったことで、肩肘張った神経質で不安なモードから少し力が抜けて、より自然体に近づいたような感じがしました。

治療への不安を乗り越えた3つのステップ

このように、少しずつ移植治療に向かう考え方が変わっていったのですが、今改めて整理し

治療への不安を乗り越えた3つのステップ

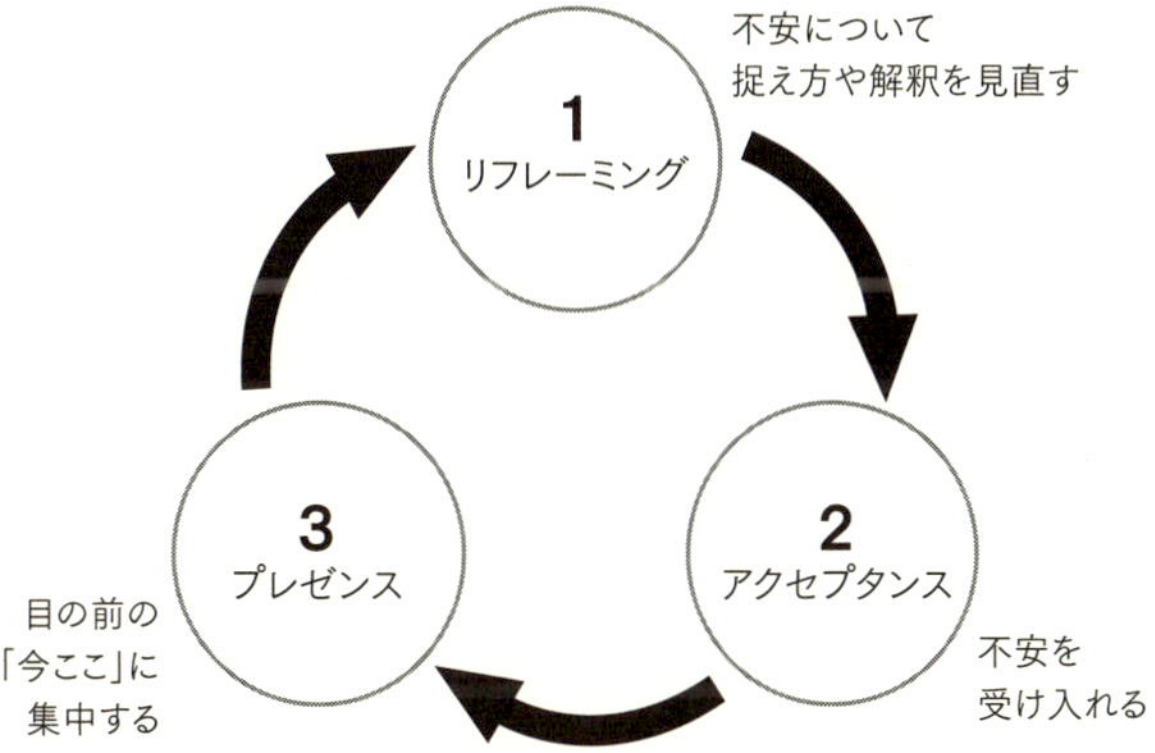

てみると、全体的に共通しているのは、

1　生存率や再発などについて、捉え方や解釈を見直す（リフレーミング Reframing）

2　治療の不安を受け入れる（アクセプタンス Acceptance）

3　未来の不安ではなく、現在の目の前の治療に集中する（プレゼンス Presence「今ここ」）

という3つのステップです。「リフレーミング」も「アクセプタンス」も「プレゼンス」も、心理学の世界で使われる用語です。また「プレゼンス」は、マインドフルネスの世界では「今ここ」と言われることがあります。過去や未来にとらわれた状態から離れて、現在の瞬間に意識を集中することを指す言葉です。

この3つは相互に関係しています。例えば、生存率を「自分個人が治る可能性」から「集団の統計データ」に過ぎないと捉え方を変える（リフレーミング）ことで、治療を受け入れること（アクセプタンス）につながり、目の前の治療に集中すること（プレゼンス）もできます。

また「苦痛のチャート」を描いたことで、漠然としていて大きかった治療への不安が、副作用や合併症などの種類ごとに小分けにされて（サイズのリフレーミング）、さらに治療のフェーズに合わせて位置付けられました（時間軸のリフレーミング）。それが治療を受け入れること（アクセプタンス）につながり、また目の前の治療に集中すること（プレゼンス）もできるようになりました。

この3つのステップが、実際の治療を乗り越えていく上でも役に立っていくことになりました。こうした、心理学やマインドフルネスの手法をがん治療を乗り越えるのに役立てた経験については、第4章で詳しくご紹介します。

ドナーの候補が決まる

3月下旬、移植コーディネーターのNさんから移植に向けての説明を聞きました。

臍帯血バンクを検索した結果、私の血液のＨＬＡ型と６座中４座がマッチしている、近畿地方で２０１６年に生まれたＡ型の女の子の臍帯血が第一候補だといいます。この臍帯血こそが、私が生き延びるための希望だと思いました。

ドナーである小さな女の子とそのお母さんが提供してくれた臍帯血を、無駄にすることなくしっかり命につなげられるよう、なんとしてでも治療を乗り越えて病気を治そうと、気持ちを新たにしました。

ここでＨＬＡ型について説明します。ＨＬＡ型は白血球のタイプを示し、８つの「座」で構成されます。Ａ、Ｂ、Ｃ、ＤＲの４タイプがそれぞれさらに２タイプに分かれます。

ドナーと患者のＨＬＡ型の８つの座が、より多く一致するほど移植の成功率が高まりますが、８座が完全に一致することは稀です。臍帯血移植ではＣの２座を除いた６座のうち４座以上が一致していれば移植可能とされています。

私の臍帯血移植では、ＨＬＡ型は６座フルマッチではなく、あえて４座のみがマッチしている臍帯血を選び、２座のアンマッチによるＧＶＬ（移植片対白血病）効果を期待しました。

ＧＶＬ効果は前にも述べたように、前処置の後も体内に残る白血病細胞を、移植した造血幹細胞が異物と認識して攻撃することにより、病気を治すという効果です。

2座のアンマッチによってあえて免疫反応を起こすということは、必然的にGVHD（移植片対宿主病）も強く出ることになります。GVHDは前述の通り、移植した造血幹細胞が患者の体を異物と認識して攻撃することにより、さまざまな臓器に起きる合併症です。

GVHDを最小限に抑えつつ、長期的なGVL効果を最大限にするという薬のさじ加減が、血液内科医の腕の見せ所ということなのです。

臍帯血に「のりこちゃん」と命名

Nさんから、臍帯血移植を受けた患者さんの中には、臍帯血に名前をつけて呼びかけている方がいるという話を聞きました。「〇〇ちゃん、私の体は攻撃しないで！」「〇〇くん、白血病細胞をやっつけて！」と話しかけるようです。

実は私もこのころ、イメージ療法として似たようなことを始めていました。移植した臍帯血が、私の体の中で白血病細胞を攻撃して駆逐していくイメージを、頭の中で描くのです。「臍帯血さん」と声をかけていたのですが、この機会に私の臍帯血にも名前をつけ、これからは名前で呼ぶことにしました。

そして妻と相談した結果、私の臍帯血の名前は「のりこちゃん」となりました。私の名前「のりあき」と、女の子の臍帯血であることからの命名です。

移植が終わったら、私の体に引っ越してきたのりこちゃんが、私の体に住みついて（生着）、新しい血球を作り出して、それが白血病細胞を全てやっつけてくれる（ＧＶＬ）ように、話しかけようと思いました。

合わせて、私の臓器への攻撃（ＧＶＨＤ）はお手柔らかにしてくれるようにお願いしながら、仲良くやっていきたいと思いました。

移植治療のリアル

白血病の勢いが増し、前倒しで抗がん剤スタート

移植の前処置である抗がん剤の点滴が3日後に迫っていた3月末、39・5度の高熱を出してしまいました。

熱の原因を探ろうと、血液検査はもちろん、胸のレントゲンやCTなども撮っているのですが、検査上は肺炎もなく問題ありません。

そうすると、発熱の原因は、恐らく体内の腫瘍細胞の増加による発熱、つまり腫瘍熱ではないか、と先生は言います。いよいよ白血病の勢いが増してきているということです。

これを受けて、4月3日スタートを予定していた抗がん剤投与を一部先行して、翌日の4月2日からスタートすることになりました。熱が高い状態でいきなり本格的な抗がん剤治療を始めるのはよくないため、その前に一部の抗がん剤を先行して投与し、その抗がん剤の効果で腫

瘍増殖の勢いを抑えて、腫瘍熱を下げることを期待しての判断でした。

抗がん剤投与に先立って、面会に来た妻に浴室で頭を坊主にしてもらいました。それまでの経験上、抗がん剤が始まってしばらくすると髪が抜け始め、シャワーを浴びると排水口に大量の抜け毛が溜まります。それに朝起きたときに枕に大量の抜け毛がつくので掃除が面倒です。だから今回は、治療開始前にスパッと坊主にしてもらいました。

夕方、抗がん剤キロサイドの点滴が始まりました。

無菌病棟でたくさんの再会

このころ、虎の門病院13階の無菌病棟の病室に引っ越しました。

13階は、当時の虎の門病院の建物では、移植患者向けの無菌病棟でした。２０１９年に虎の門病院は新築の高層ビルに移転しましたが、それまで移植患者はみなこの旧病棟13階で移植治療を受けていたのです。

ちなみに虎の門病院の血液疾患患者会の名前は今でも「13会」といいます。それだけ「13階」という言葉は虎の門病院の移植患者やその家族にとって、思い入れのある言葉になっているのです。

さて、私が13階の無菌病棟にお世話になるのは2回目です。悪性リンパ腫で入院したとき、当初は移植する可能性もあったことから13階に入院しました。そして副作用等で心身ともに一番辛かった時期をここで過ごしたのです。

今回引っ越した病室には、前の病室で知り合ったKさんがいました。以前から私のブログを読んでくれている、私より少し若い患者さんです。急性骨髄性白血病の再発で入院し、臍帯血移植を受けて10日目とのことでした。

同じ病室の残り2人の患者さんも、私のことをご存じで、4人部屋の全員が私のことを知っているという状況に、我ながら、ブログや本で闘病経験を発信することの影響の大きさに驚きました。

また、病棟内を歩いているときに「高山さんですよね？　ブログを読んでいます」などと患者さんやそのご家族から声をかけていただくことが何度もありました。

そうした患者さんたちと「一緒にがんばりましょうね」「いま移植から10日目です」とお互いの状況を共有したり、「あの抗がん剤の副作用は大変でした」と経験を共有したりすることで、仲間意識が生まれました。一人じゃない、みんながんばっているんだ、と心強い気持ちになりました。

特に自分よりひと足早く移植した先輩患者さんの話は、自分の近い将来の姿であるため、勇気づけられ、またとても参考になりました。

抗がん剤投与開始

これから本格的に始まる抗がん剤の点滴の準備として、CVカテーテル（中心静脈カテーテル）を挿入してもらいました。前回の治療以来4年ぶりです。

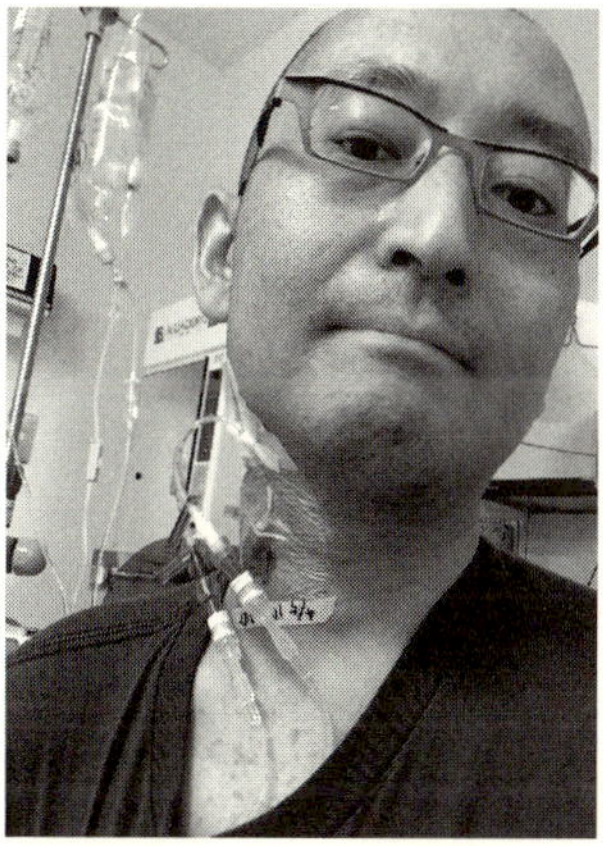

CVカテーテルを挿入された筆者。

CVカテーテルは、首のあたりから注射針で中心静脈に10センチほど挿入されてテープで固定された、プラスチックのやわらかいチューブ（留置針）です。抗がん剤や免疫抑制剤などの点滴をつないで体内に投与します。

写真のように首のあたりに点滴をつなぐ接続口が出ているため、入れてしばらくは違和感があるというか、邪魔ですが（笑）、すぐに慣れます。CVが入ると、いよいよ抗がん剤が始まるモードになっていきます。

4月7日、ついに本格的に抗がん剤投与がスタートしました。この日から6日間、さまざまな抗がん剤を投与して、移植前にできる限り白血病細胞を叩きます。

この日は抗がん剤アルケランをCVカテーテルから注射器で投与（輸注）しました。投与されたとき、喉のあたりが熱く感じました。吐き気や下痢などの副作用が出てくるのは1週間後です。点滴中は、抗がん剤ががん細胞を攻撃している様子を頭の中でイメージしていました。

4日目になると、点滴する薬が増えたため、点滴スタンドに取り付けられる点滴ポンプも4台に増えました。抗がん剤や抗生剤、ステロイド剤、利尿剤、輸血などの袋が昼も夜も次々とつながれ、終わると外されていきました。

この日、下痢になりました。また胃もなんとなく調子が悪く、食欲が出ません。いよいよ抗がん剤の副作用が出てきました。

そうして4月12日、6日目で前処置が終了しました。大きな問題もなく、予定通りのスケジュールで抗がん剤などの薬剤を投与できたことで、まずは最初の段階をクリアしたという安堵感がありました。

ただ、抗がん剤の副作用のため体重が減っていきました。胃は引き続き気持ち悪く、常にゲップが出る感じ。一方、腸は便秘気味でした。

今や私の体の中から白血病細胞がほとんど駆逐されたはずです。同時に、赤血球や白血球などの血球も、血球を作り出す骨髄も、全て破壊された状態です。免疫力もゼロになり、感染に対して無防備な体になっています（だから無菌病棟にいるのです）。

これで臍帯血を受け入れる準備が整ったことになります。

いよいよ臍帯血移植——移植Day 0

前処置が終わり、1日のお休みを挟んだ4月14日。移植の当日となりました。移植Day 0です。移植治療では移植日をDay 0として経過日数をカウントしていきます。

前処置によって白血病細胞とともに正常な血球細胞も破壊されました。その結果、この日の白血球の数は30。翌日はさらに減って10に。健康なころは4000以上あったので、ほぼゼロになり、免疫力はほとんどない状態です。移植の準備は整っていました。

午前中にシャワーを浴び、午後、臍帯血移植を受けました。

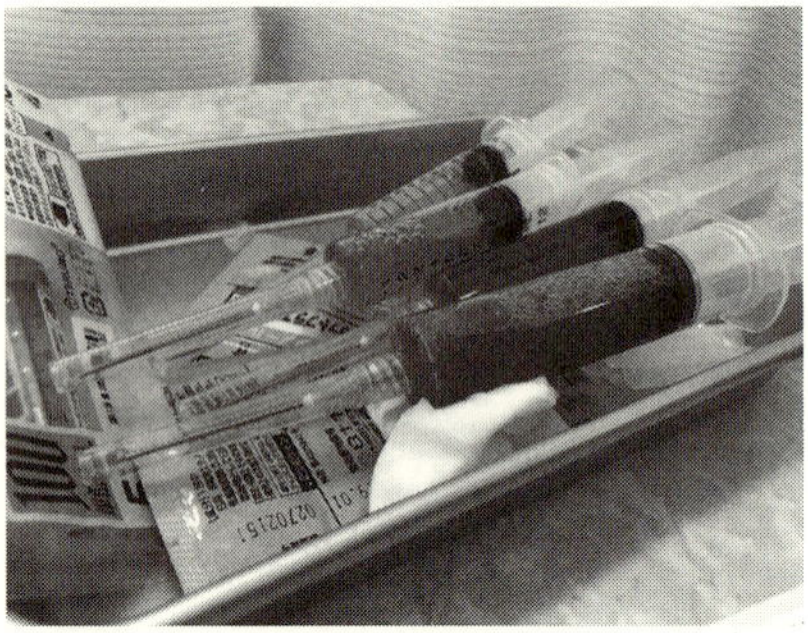

シリンジに入った臍帯血。

「移植」と言っても手術ではないので、実際はあっけないものです。病室に先生と看護師さんが来て、太めのシリンジ（注射器）に入った解凍ずみの臍帯血を、CVカテーテル経由でゆっくり注入（輸注）してくれました。ものの数分です。これで移植は完了です。

注入しているときに、なぜか胸の辺りから磯の香りというか、海苔の香りがしました。これは、移植患者さんはみなさんそのように言うようです。

こうして、のりこちゃんを無事に私の体の中に迎え入れました。また一歩、治療が進みました。

移植後には血液内科部長の谷口修一先生（現：国家公務員共済組合連合会 浜の町病院 院長）も様子を見に来てくれました。

谷口先生は、「女の子の臍帯血はすごいよ！　特に女の子の臍帯血を男の人に移植するとすごい。女の子は元気がいいから暴れるよ。でもそれが治療にはいいんだ。まあ見ていて（笑）」とおっしゃいます。後々、実際にその意味を知ることになりました。

のりこちゃんの歌——移植Ｄａｙ１

移植の翌日、Ｄａｙ１です。

前処置の抗がん剤の副作用が少しずつ強くなってきました。舌にピリピリとしびれた感じがあります。先生によると、味覚障害ではないかとのことでした。その後、ピリピリしたしびれは唇にも出てきました。

そして下痢がひどくなり、１時間おきに便意に襲われトイレに駆け込みギリギリセーフ、たまにアウトというような状態になりました。便はほとんど水のような状態。いつ便意が襲ってくるかが気になり、落ち着きません。夜もゆっくり眠ることができませんでした。

ひどい下痢が続くとそれだけで体力を消耗します。食べたものの栄養が吸収されずに水分とともに出ていってしまうので、どんどんげっそりしていきます。

一方で胃の気持ち悪さは抜けてきていたため、お昼には妻が買ってきてくれたサンドイッチを食べられました。

体調や気持ちが数時間おきに猫の目のように変わる感じでした。ぐったりしながら、体の中に入ってきた臍帯血ののりこちゃんのことを考えました。私の体に引っ越してきたのりこちゃんが、私の骨の中の骨髄に住み着いていく様子を頭に描いていました。しっかり生着して欲しいと願っていました。

そうやってのりこちゃんをイメージしているときに、ふとこんなことを思いつきました。

「のりこちゃんの歌を作って、毎日歌って応援しよう！」

臍帯血ののりこちゃんが生着不全になることなく、私の体の中に無事に生着して欲しい、居心地良く住み着いて欲しいという願いを込めて、「ぞうさん」や「海」の替え歌を作りました。

この歌を毎晩寝る前や、日中でもベッドに横になっているときに、胸骨（胸骨の骨髄では造血が盛んに行なわれます）を軽く叩きながら、臍帯血に語りかけるように（恥ずかしいので声に出さずに）歌います。

これはイメージ療法の一環です。私は抗がん剤を点滴しているときに、抗がん剤ががん細胞を攻撃している様子を頭の中でイメージしていたのですが、それと同じです。

歌を口ずさみながら、私の体の中でのりこちゃんが生着して新たな血球を作り出しているところや、白血病細胞を倒しているところをイメージします。

効果があるかは分かりません。でも、できることはなんでもやらないと治らない病気なのだと、必死でした。

この歌は、急性骨髄性白血病が治ったと言える移植後3年が経過するまで、毎晩寝る前に口ずさんでいました。

辛さを乗り越える助けとなった医師たちの声がけ――移植Day 2～3

4月16日。引き続き水のようなひどい下痢が続き、トイレとベッドを往復していました。胃も気持ち悪く、食事があまり食べられません。体に力が入らず、ヘロヘロになっていきました。「まずはとにかく移植後1か月を乗り切ろう。まだ今日で2日。あと28日」と考えていました。

4月17日、Day 3です。朝、回診の際に先生が「下痢は抗がん剤の副作用による粘膜障害でしょう。あと数日でよくなると思います」と見込みを話してくれました。看護師さんにも同様に「今が下痢のピークだと思います。移植して1週間も経てば下痢も落ち着くでしょう」と言われました。

医師や看護師さんから「下痢はあと数日我慢すれば治まる」と言われれば、「とにかく数日だけはなんとか踏ん張ろう」とがんばりが利きます。身体的には辛くても、精神的には耐えられます。

今考えると、これは医師や看護師さんからの言葉によるリフレーミングでした。「いつ終わるかも分からない」苦痛を、先生や看護師さんの言葉で「あと1週間でよくなる」と、より短い時間軸にリフレーミングしてもらったと言えます。

その上で「いつ終わるか分からない」という未来の不安ではなく、「目の前の苦痛」を踏ん張って乗り越えること、つまりプレゼンスにフォーカスすることで、乗り切りました。

夕方、先生と話したときに、また下痢のことを伝えました。すると、「痛み止めの医療用麻薬の点滴を入れると、下痢でトイレに行く回数が少し減ります。減る人は半分になることもあるので使ってみましょう」とおっしゃいます。

実際、点滴して1時間半ほどすると、いろいろと体が楽になってきました。苦しかったお腹が薬で楽になったせいか、空腹感も出てきました。

高熱と解熱剤の追いかけっこ——移植Day 4~7

翌18日の朝、目が覚めてまず思ったのは、「痛み止めの麻薬の効果はすごい！」ということです。これまで何日も1~2時間おきに下痢でトイレに駆け込んでいたのに、この夜間はトイレに行きませんでした。

しかしその夜のこと。今度は熱が38度を超えました。看護師さんによると、「臍帯血が増えて、熱が上がってくる時期ですね」とのことで、解熱剤を点滴してもらいました。

4月19日、Day5。39度を超える高熱が出るようになりました。常に上昇傾向にある熱を解熱剤の点滴で下げ、しばらくするとまた上がるという追いかけっこでした。とにかく体がだるく、リハビリはストレッチしかできません。リハビリはできるだけ毎日やろうと思っていたものの、40度前後の高熱ではさすがに動けませんでした。

4月20日、Day6も同様で、39・5度でした。

4月21日、Day7には40度を突破して40・2度に。夕方、先生が来てこうおっしゃいます。

「のりこちゃんは元気が良すぎるみたいですね。熱は臍帯血が増えようとしているときに出る熱だと思います。だからあまり抑えすぎてもよくないのですが、適宜、解熱剤を使っていきましょう」

のりこちゃんの元気がいいというのは、まさに谷口先生が言った通りでした。

また、下痢がぶり返していたのですが、この下痢は、生着前免疫反応（PIR）だという診断でした。移植した臍帯血が私の体に受け入れられる前の、一時的な免疫反応です。Day1〜4のころに苦しんでいた下痢は抗がん剤の副作用でしたので、原因が違います。

このように高熱や下痢など、次々に起こる症状も、原因を的確に判断しないと、対応（点滴、内服薬等）を間違ってしまいます。血液内科医の経験が求められるところなのだろうと思いました。

皮膚にもいろいろな症状が出てきます。まず顔の皮膚が赤くなりました。これはGVHDが重症化する前触れで、のちのち全身に赤みが広がったり皮がむけたりすると先生から説明を受けました。

夜になって、抗がん剤の副作用の脱毛が始まりました。気づいたのは髪の毛ではありません。マスクを外すと抜けたひげがついていました。鼻をかむとティッシュに鼻毛がついていました。その後、短いながら髪の毛も抜けていきます。

40・6度の熱と闘う——移植Day8〜10

4月22日。朝から熱が40・5度。過去最高値です。

看護師さんによると、今が一番、熱が出る時期だといいます。移植治療では「デイ・ナイン・フィーバー」といって、移植後9日目に高熱を出すケースが多いと言われています。でも看護師さんの感覚としては、もっと早い人のほうが多い印象だそうで、この日がＤａｙ８の私もそれにあたります。

夜には朝の過去最高値をさらに更新する40・6度に上がりました。

結局、Ｄａｙ５からＤａｙ８まで、４日連続で高熱の最高記録を更新しました。

このころの私の状況はというと、下痢が続いてヘロヘロになっていたのを痛み止めの点滴で乗り越えたと思ったら、今度は連日の高熱でさらにヘロヘロになり、ベッドでぐったりしていました。

ベッドから起き上がるのも、ご飯を食べるのも（そもそも食欲がありません）、薬を飲むのも、歯を磨くのも、トイレに行くのも億劫です。携帯を触ることも音楽を聴くこともできず、とにかくぐったりと横になっていました。

Ｄａｙ９になってようやく、40度を超える高熱は出なくなりました。

そして朝の血液検査で、白血球が１００に増えていました。この日までの5日間で見ると、10→20→30→50→１００と順調に増加していました。

この時期の患者にとって、臍帯血が無事に生着してくれるかが一番の心配ごとです。先生は

「高山さんのような白血球増加のパターンで生着しなかった人はいないから大丈夫ですよ」と言ってくれました。これは大きな安心材料になりました。

この日からまた下痢になりました。先生によると、今度はＧＶＨＤの下痢だそうです。治療が始まってから、抗がん剤の副作用→ＰＩＲ→ＧＶＨＤと、下痢の原因は移行していきました。下痢はあるものの、40度の高熱が治まったので、体調は良くなったように感じていました。血球が増えてきていることもあり、治療が着実に前に進んでいるという手応えがありました。

Ｄａｙ10。熱は37度台で落ち着いています。下痢は前ほどひどいものではなくなっていました。リハビリは久しぶりにフルメニューがこなせました。

一方、胃が痛く、水をゴクリと飲むだけで痛みます。

夕方、先生が来てくれて、現状を説明してくれました。

「リンパ球の増加がいち段落したことで、熱も一昨日くらいから落ち着いてきています。でも、これからがＧＶＨＤの発熱の本番で、こちらのほうが抑えるのが難しいんです。血液検査の結果などを見ながらステロイドの量を慎重に調整しているところです」

お話を聞いて、移植の進捗状況が実際の体調の変化と結びついていることが分かり、なるほどと納得できました。

胃にドリルを突き立てられる痛み――移植Ｄａｙ 13

Ｄａｙ 13の未明、激しい胃痛に襲われました。「キリキリ痛む」というレベルではなく、「電動ドリルを突き立てられたかのようにギュリギュリ痛い」という激しい苦痛で、それまでに経験したことのない、びっくりするほどの痛みです。

ナースコールを押し、看護師さんを呼びました。看護師さんは医師たちに電話して指示を仰いでいます。

来てくれた先生によると、生着前の免疫反応で胃の粘膜が傷害されているためだろうとのことでした。胃薬、痛み止めの医療用麻薬、そしてステロイドを点滴してもらい、薬が効いてくると少しずつ楽になっていきました。

その夜、プリンを食べてみたら、食べたプリンが胃の粘膜を伝って下りていくのが分かりました。冷たい水を飲むと、通り道の粘膜が痛みます。やはり胃の粘膜が傷《いた》んでいるのだと実感しました。

リハビリに来てくれた理学療法士のＳさんに、「下痢が落ち着いたと思ったら40度を超える高熱が続き、それが落ち着いたら激しい胃痛。毎日大変です」と、ポロッと弱音を吐いてしまいました。

するとSさんが、「『移植は一難去ってまた一難ではなくて、一難去ってまた五難だ』と言っていた患者さんがいました」と教えてくれました。まさにその通りだと思います。症状が日替わりどころか、数時間ごとに新たに出てくる感じでした。

かゆくて痛い手足症候群――移植Ｄａｙ15～18

Ｄａｙ15。皮膚の症状が強くなってきました。全身の皮疹とそれに伴うかゆみもあります。足がかゆく、腕がかゆく、手のひらは痛い。シャワーを浴びたらお湯が当たるだけで手のひらが痛いのです。治療に伴う手足症候群だそうで、ステロイドの塗り薬を出してもらいました。

こうした皮膚症状も日によって変わりました。まずは顔が真っ赤になって、その後足や腕に皮疹ができてかゆくなり、手のひらが真っ赤になって痛くなったり、足首から足の甲までが黒くなったり、胸や背中がかゆくなったりと状況が変わります。それぞれ症状に適したステロイドの軟膏で対応しました。

また、このころ、手の震えが出ていて気になっていました。こちらは恐らく前処置の抗がん剤の副作用とのことでした。

Day17、今日から5月です。先生との話の中で、血球は明日から本格的に増えてくると思いますよ、との予言がありました。実際に翌日、白血球は330から420に大きく増え、それ以降も520、620、770と、順調に増加していきました。

先生は以前、「白血球、特に好中球が回復してくると、胃腸の粘膜も修復されてくるので、下痢や胃の痛みも治まってくると思いますよ」と言っていました。たしかに下痢は以前より楽になり、胃痛も軽くなってきました。

胃腸の症状が落ち着いたことで、少しずつ食欲も戻ってきて、口からものが食べられるようになってきました。最初のうちはプリンやゼリーでしたが、少しずつ病院食のスープやピラフなども口にできるようになっていきました。

皮膚についても、足と腕のかゆみや手のひらの痛みが落ち着いてきました。熱は37度台で、たまに38度を超える感じでした。

いろいろな苦痛が治まってきて、精神的にも落ち着き、リハビリをフルメニューでこなせるようになりました。

バースデープレゼントとなった生着——移植Day 22

5月6日。46歳の誕生日です。病床で誕生日を迎えたのは人生で初めてでした。

午後、妻が面会に来てくれて、「ちょっとデイルーム（共有スペース）に来てくれる？」と私を呼びます。

行ってみると、そこには久しぶりに会う娘がちょこんと座っていました。予想外のことだったのでうれしいと同時に驚きました。というのも、娘と会うのは約1か月ぶりだったのです。無菌病棟で抗がん剤投与が始まった後は、感染のリスクもあるので、生着するまで娘による面会は控えよう、と家族で話していました。

でもこの日は私の誕生日だし、生着も近そうということで、妻は娘を病院まで連れて来てくれました。もし看護師さんから「まだ感染リスクがあるので家族は病室には入れません」と言われたら、無菌病棟の入り口のガラス越しでもいいから娘を私に会わせよう、と考えていたそうです。

幸いなことに、看護師さんからは「デイルームでの面会なら大丈夫ですよ」と言っていただいたようです。

デイルームで1か月ぶりに家族3人で話をしていると、担当医のMY先生が私を探してやってきました。

「高山さん、生着しましたよ！」

白血球の数が1100となり、ついに生着基準の1000を超えたのです！

この吉報に家族で大喜びしました。移植治療で一番大きな目標が生着です。仮に生着がうまくいかなければ生着不全で移植は失敗です。だから移植患者にとって無事に生着するかどうかは一番の心配事なのです。

苦しい移植治療を乗り越えてついに到達した生着という目標。それを幸運にも家族に祝ってもらえたこと。この日の生着は、それまでのがん治療の中でも一番うれしい出来事でした。この日のことは一生忘れません。

生着の話がいち段落した後、先生から今後の話を聞きました。

「高山さんの病気は2つの予後不良因子があり、手強い白血病です。これからまたGVHDの山が来ます。皮膚の症状は治まってきていますが、胃腸の症状はこれからも出ると思われます」

このように聞いて、改めて気を引き締めました。さらに先生の話は続きます。

「白血球が1000を超えたので、カビや細菌の感染リスクは大きく下がりました。敗血症のリスクもほぼなくなったと考えていいでしょう。

しかし、ウイルス感染のリスクはあります。肝臓や脳炎の合併症については移植後45~90日の間はリスクがあります。だから少なくとも5月いっぱいは注意が必要です。肺炎にも注意が必要です。肺の組織はダメージを受けてしまうと再生しないため、念のため、症状がなくてもレントゲンなどの検査をしながら注視していきます」

この一連の説明を聞いて、生着したことは治癒に向けた大きな一歩であるものの、GVHDとの本格的な戦いはこれからで、合併症のリスクもまだあると改めて覚悟しました。

まだまだ安心はできないと思う一方で、今後何が起きても、これまでと同じように、先生に自分の症状をきちんと説明して適切な対応をとっていけば、もはやどんな苦難も乗り越えていけると思えるようになっていました。

この日の夕飯は、妻にお願いして買ってきてもらった築地銀だこのたこ焼きです。久しぶりにおいしく食べられた、46歳の誕生日の夜でした。

本当の闘いが始まった、生着後の日々

膀胱炎による大失態——移植Day30〜40

臍帯血移植から1か月が経ちました。

同病の先輩方からは、「移植してから1か月は特にきついから、がんばってそこを乗り越えて！」と言われていました。その1か月を乗り越えました。

このころは、毎日必ず朝と夜に38度前後の熱が出ていました。以前のように40度を超えるような高熱ではないものの、38度を超えるとだるくて活動する気力が失せてしまいます。

だから何かをする前には、看護師さんにあらかじめ解熱剤の点滴をお願いして、熱を下げておくようにしていました。そうして体調を整えてから、リハビリに行ったり、シャワーを浴びたり、就寝したりしていました。生活を解熱剤に助けられていました。発熱はその後も長く続きます。

38度前後の発熱は続いていましたが、リハビリは基本的に毎日がんばっていました。食欲はまあまあといったところです。一時はプリンが主食のような感じでしたが、このころは妻に買ってきてもらった菓子パンやサンドイッチを食べていました。先生や看護師さんからも、食べるものは必ずしも病院食でなくても差し入れなどでもよいと言われていました。口から食べる量を増やしていけば、栄養分を入れていた点滴が外せて退院が近づきますよ、とのことでした。

まだいろいろな症状はあるものの、以前よりは過ごしやすくなっていました。

移植から1か月半ほど経ったころ、排尿時に尿道に痛みが出るようになりました。残尿感もあります。尿検査の結果、膀胱炎でした。

数日後には尿がピンク色になったり、血のかたまりが混じったりするようになり、その後、真っ赤な血尿になりました。色もインパクトがありましたが、膀胱炎で本当に怖いのは「頻尿」と「尿意切迫感」、そして「残尿感」でした。

トイレが近くなり、1日7～8回、ひどい時期は15～20回もトイレに駆け込んでいました。30分も経たずにまたトイレ、という状態です。そして、尿意を催すと、すぐに我慢できないレベルに達してしまうため、少しでも尿意を感じたら急いでトイレに駆け込まないと漏らしてテしまうという状態でした。

常に「もうトイレに行ったほうがいいか、まだ大丈夫か」と気になって気が休まりません。「もう行ったほうがいい」と気づいたときにはすでに遅いことが多く、急いで布団を飛び出してトイレに行ったけれども間に合わなかった、ということもありました。だから、寝ているときも気になってよく眠れませんでした。

それから「残尿感」です。トイレの後にもまだ膀胱に尿が残っている感じです。トイレに行った後も、その残尿感がいつ尿意切迫感に変わるかをいつも気にしていました。

実際、トイレに間に合わずに失敗して、パンツやズボンを汚してしまうことが頻繁にありました。トイレに着くまでは我慢したものの、最後のところで体が言うことを聞いてくれず、パンツを脱ぐ直前にやってしまう、なんてこともしばしばありました。

血尿ということもあり、パンツを洗濯するのは諦めて廃棄処分していました。妻にお願いして替えのパンツをいつも多めに用意していました。

一度、検査室で内臓のエコー検査を受けているときに尿意が来てしまいました。なんとか検査が終わるまで我慢して、終わってから急いで検査着を着替えてトイレにダッシュしたものの、外来患者さんもいるロビーを突っ切っている最中に尿道が決壊し、パンツとズボン、さらにはサンダルまで濡らしたということもありました。

病室に戻って着替えて、濡れたサンダルを洗ったときのなんとも言えない切ない気持ち……。膀胱炎なんだからしょうがないとは言え、まさか人前で漏らすことになるとは思いませんでした。

そうやって何度も失敗を繰り返した挙句に行き着いた対策は、「少しでも予兆が感じられたら、後先考えずに全てをなげうってトイレへ一直線」でした。これも言ってみればプレゼンスです。「今ここ」を何よりも優先してそこに一点集中することにしたわけです。

膀胱炎の治療法としては、水をたくさん飲んだり、利尿剤や生理食塩水を点滴したりして、とにかく尿で膀胱内の細菌を洗い流すしかない、とのことでした。だから利尿剤は24時間点滴していました(これも頻尿の原因の一つです)。それに加えて内服薬も飲んでいました。膀胱のむやみな収縮を抑え、尿意切迫感や頻尿を抑える効果がある薬です。

膀胱炎は免疫力低下に伴う感染症で、ＭＹ先生によると、移植治療の後半に膀胱炎になる患者さんは多いようです。

「膀胱炎と聞いて気持ちが折れませんでしたか？　みなさんこれまで、入院して、前処置を受け、移植を受け、生着してと、ずっと過緊張でやってきて、いろいろな症状が落ち着いてきて、これで終わりと思ったタイミングで膀胱炎になるので、落ち込んでしまう人が多いんです。辛いと思いますが、大変なのはこれで終わりですからがんばってください。出るべきGVHDはこれまでにほぼ出ているので、大変なことはこれで最後です。これを乗り越えれば終わりです」

そう言って、先生は何度も励ましてくれました。

「気持ちが折れませんでしたか？」と聞かれて、反射的に「自分は大丈夫です」と答えていました。しかしその後、次の項で述べるように味覚障害になると、膀胱炎と味覚障害が同時に来たのはなかなか辛いと思うようになりました。

それでも、これを乗り越えれば退院がぐっと近づく、家族の待つ家に帰れる、と時間軸をリフレーミングしつつ、なんとか目の前の課題を乗り越えていました。

膀胱炎発症から3週間ほど経つと、ある程度、症状は落ち着いてきました。排尿痛や血尿、残尿感はほぼ治まって、頻尿も以前のような30分に1回から、2時間に1回程度となり、夜に眠りが中断される回数も減っていました。

そして膀胱炎になって約4週間後には、頻尿もほぼ落ち着きました。

こうして1か月にわたる膀胱炎との闘いから、ようやく解放されました。

味覚障害で心が折れかける——移植Day45

膀胱炎になったのと同じころ、なんとなく味がおかしく感じることに気づきました。ポカリスエットやプリンがいつもより甘くない気がします。

しばらくすると、味覚の中から「甘さ」だけが消えてしまったということにはっきりと気づきました。あんパンやゼリーを口にしても、甘味だけが感じられないのです。オレンジジュースは甘味が消えてすっぱいだけです。味覚障害だと確信しました。

さらに10日ほど経つと、甘みだけでなく、何の味も感じられなくなり、おいしくありません。全て不味《まず》いのです。妻にいろいろな食べ物を買ってきてもらって試すのですが、どれもこれもおいしくなく、食べ切れなくて残してしまいます。味がしないとか味がおかしいとかいうよりも、何を食べても不味くて食べられないという状況でした。

そもそも治療の影響で食欲自体がそれほどありません。それでも口から食べられるようになって点滴が外せなければ外泊や退院はできないため、無理をして食べていたところでした。

そこに味覚障害になったことで、患者ががんばるべきことの一つである「口から食べること」に大きな困難が生じてしまったのです。看護師さんに聞いたのですが、味覚障害になった患者さんが「3度の食事が、時間が来たから餌を食べているだけ、みたいな感じになってしまった」と言ったことがあるそうです。自分もまさにそんな状態でした。

それでも口から食べて消化管を動かすためには食べられるものを探さないといけないと思い、いろいろ試しました。しかし、ハンバーガーを食べてもケチャップやマヨネーズの味が分からないレベルです。セットのコーラは甘味が消えて、ただの炭酸水になっていました。

看護師さんから、カップ焼きそばならソースの味で食べられるという患者さんがいたと聞いて試しましたが、おいしくなく、ソースの味も辛さを感じるだけでした。これまで好きだったものがおいしく食べられなくなっていたのはショックでした。

かろうじて食べられたのは意外にもお茶漬けでした。味は非常に薄いものの、唾液が少ない中でもさらさらと飲み込めて、食べやすかったのです。

味覚障害は思ったよりも精神的なダメージが大きいと感じました。

というのも、このころ、少しずつ食欲が回復しつつあったのです。治療の山を乗り越えてきて、やっと空腹を感じられるようになり、いろいろ食べたいものが頭に浮かぶようになった矢先でした。でも味覚障害にそれを阻まれる哀しさ。さらに膀胱炎と味覚障害が同時に来たのも精神的にはなかなか辛く、気分は沈みがちになりました。

3週間ちょっと経って、ようやく味覚が少し戻ってきたように感じました。少しずつ、感じられる味の種類（すっぱさ、しょっぱさ等）が増えていきました。味噌汁やおかずなども、まったく味がしないことはなく、例えばサラダのドレッシングの味は分からないけれどもレタスの味は感じるなど、一部だけでも味が分かるものが出てきたのです。

ただ、決しておいしいわけではない、という状態でした。

先生からは「味覚障害は基本的に抗がん剤の副作用なので、時間が経てば消えていきますが、慢性的なＧＶＨＤの場合もあります」と言われました。

初めての外泊許可――移植Ｄａｙ77

入院から4か月が経ち、移植から2か月が経った6月末、久しぶりに自宅に帰ることになりました。初めて外泊の許可が出たのです。

外泊に先立って、免疫抑制剤は点滴も内服も終了していました。移植治療の終了に向かって一歩進んだことになります。肝臓、腎臓、胃腸、皮膚などに出ていたGVHDが治まってきていたことでやめることができたのです。先生は、これまでに十分にGVHDは出たため、病気を治すGVL効果も期待できると話してくれました。これを聞いたとき、白血病を乗り越えられるかもしれないという手応えを感じました。のりこちゃんの歌の効果かもしれません。

今回の外泊で問題がなければ、約1週間後に退院できるといいます。思ったよりも早く退院が見えてきました。

私が家に帰るための準備として、妻と娘が家中の大掃除をしてくれました。まだまだウイルスや細菌への免疫力が低い状態のため、無菌室から外界に出るには、感染予防のための環境整備が必要になります。ほこりの中のカビなどの真菌による感染症を防ぐため、カーテンも全て洗濯が必要です。手すりなど手で触るところは全て消毒です。

外泊がとんとん拍子に決まったこともあって、妻はタイトなスケジュールの中、仕事の時間を調整しつつ、家中の大掃除をしてくれました。

一方、私には心配なことがありました。味覚障害が治っていなかったことです。「妻は私の好物を作ってくれるだろうから、それが味覚障害で食べられなかったら困るな……」と思っていたのですが、まさにそうなってしまいました。

好きなはずの料理が、ゴムを食べているようで、なかなか喉を通らないのです。無理をして口に詰め込み、がんばって飲み込むという状況になってしまいました。

娘は「これおいしい！」と喜んで食べているのに、自分はなかなか食べられない。自分にとっても、作ってくれた妻にとっても、一緒に食べている娘にとっても辛い状況でした。とにかく今は、食べられるもの、食べやすいものを探して試していくしかない、と妻と話しました。


病院に戻ってからこの一件をベテラン男性看護師のTさんに相談したところ、

「移植患者さんの5～6割が、退院後も味覚障害で苦労されているんですよ。退院から半年ぐらいは、1人前の3分の1～2分の1を食べられれば十分です。1年経ったころに1人前食べられるようになればいいんです。今は栄養のことは考えなくてもいいので、なんでもいいから口から食べることが大切です」

と話してくれました。Tさんは、退院後の移植患者をフォローする「移植後看護支援外来」も担当されています。

長く移植患者をサポートしてきたTさんのアドバイスを聞いて、かなり気が楽になりました。医師よりも近いところで長く患者と接している看護師さんからは、医師とはまた違った、患者目線に近いアドバイスをもらえることがたびたびありました。

寛解を確認

外泊から病院に戻ると、外泊の前に受けていたマルク（骨髄検査）の結果が出ました。これまでの治療の効果を見るための検査です。先生が検査結果を以下のように説明してくれました。

まず、無事に白血病は「寛解」していました。寛解とは検査でがん細胞が見つからない状態のこと。一応は治った、ということです。

私の骨髄を顕微鏡で観察したところ、200個の細胞のうち199個がドナー由来の細胞で、1個がもともとの私の細胞でした。

臍帯血移植により、私の骨髄の細胞の99・5％は臍帯血ドナーである近畿地方の女の子の細胞になったわけです。患者由来の細胞が2％以下であれば寛解と判断されます。臍帯血ののりこちゃんが私の体の中に定着して、私の体の一部となっていました。

検査では見つからない微量のがん細胞が残っていて、それにより再発する可能性はあるため、完全に治ったとは言えませんが、でも寛解が治療で目指すべき大きな目標であることは間違いありません。

「苦しかった治療も、やっとここまで来た」と安堵し、感慨深く思いました。

先生からは今後の見通しについて次のようなお話がありました。

「移植治療では、治療を始めて3か月以内に亡くなってしまう人が3割います。また、食事が食べられないなどで寝たきりになってしまう人も1～2割います。高山さんは、もうそういう時期を乗り越えたので、大丈夫なほうの5～6割に入っていると言えます。

あとは再発率が4～5割ですので、それを今後どこまで押し下げられるかだと思います。特に1年から1年半後の再発が多いので、そこを乗り越えられれば再発の可能性はかなり下がるはずです」

この話を聞いて、また一歩、目標に近づいたと思いました。


7月18日、ついに退院することができました。発熱による2度の延期を経ての退院となりました。

入院生活は約4か月半、140日間でした。移植日からは約3か月でした。

入院中に体重は55キロから46キロへと9キロ減りました。体力、筋力が非常に落ちています。

味覚障害も、発症してから2か月半ほど経ってかなり正常に戻ってきたとは言え、まだ残っていました。

退院を前に何度も繰り返した高熱や、これから出るかもしれないGVHD、そして再発の可能性など、いろいろと不安を抱えながらの退院でした。

家に戻ってくることができて家族と暮らせるのはもちろんうれしいのですが、不安も大きかったというのが正直な気持ちでした。

事実、この後私は生死の境をさまよう、この治療最大の危機を迎えることになってしまいます。

神様がお願いを叶えてくれない

退院からわずか5日後、高熱のため、あっという間に再入院してしまいました。

大きな問題はなく1週間ほどで退院しましたが、その10日後、また高熱で入院してしまい、今回はしっかり熱の原因を探ることになりました。

先生の話では、私が病院に到着したときに、ろれつが回らず、滑舌も悪く、しゃべりにくそう、という中枢神経障害の症状が見られたため、念のため中枢神経に白血病細胞が浸潤していないかを検査するとのことでした。

夕方、先生が検査の結果を説明しに来てくれました。

「検査結果は問題なかったので中枢神経浸潤はありません。ステロイドの点滴で熱は下がりました。熱が下がったせいか、ろれつが回らない、しゃべりづらいなどの中枢神経障害も出なくなったようです。

でも、ステロイドは解熱効果もありますが、あまり使いすぎるとGVL効果を抑えてしまいます。ステロイドは熱を下げつつ白血病細胞も殺すために必要なギリギリの量で点滴していますが、もう少し今の高山さんの身体の状態を見ながら、解熱効果とGVL効果のバランスをとった一番よいステロイドの量を見つけていきたいと考えています。今回は、そのあたりがしっかり見えてからの退院でしょうか」

こうした先生のお話から、今回は熱が下がってから2～3日で退院、というわけにはいかないようでした。

夜、妻に娘の様子を聞きました。この数日、私も妻も入院でバタバタと忙しくしていたので、娘のことが心配になったのです。

娘は「神様、パパをもう入院させないでってお願いしているのに、どうして叶えてくれないの？」と言って泣いていたそうです。小さな娘に寂しい思いをさせて、親として情けなく、申し訳なく思いました。

私自身、繰り返す発熱での再入院や、なかなか治らない味覚障害などで気分が沈んでいました。この日の夜に書いたメモにこうあります。

「ぜいたくなことは望まない。

何よりも、家に帰って家族3人で暮らしたい」

生死の境をさまよった夜

入院から4日後、先生から今回の発熱の診断が出ました。結論としては「夏風邪からの気管支肺炎」とのことでした。

臍帯血移植後の肺炎は、深刻な肺のGVHDに移行してしまうことがあるそうです。そうなってしまうと治療は難しく、命にも関わるといいます。たった1日で肺が真っ白になってしまう場合もあると聞いて、恐ろしくなりました。

入院期間は3週間に及び、8月下旬にようやく退院することができました。

退院した次の日は一日中、家族3人でゆっくり過ごしました。行きつけの喫茶店に行って退院のご挨拶をし、夜は家で焼肉をしました。この日のメモにはこう書いてあります。

「本当に幸せで楽しい1日だった。入院中ずっと、こんな日を送りたいと願っていた」

しかし、入退院の繰り返しはまだ終わりませんでした。

退院から3週間と少し経った9月下旬、また高熱で緊急入院しました。3回目の再入院です。

容体が急変したのは、入院から5日経った日でした。

夜、いつものように病棟のデイルームで娘と妻とテレビ電話をした後、病室の外の廊下にあるトイレに行きました。

すると突然、猛烈な吐き気が襲ってきて、吐いてしまいました。そして以前からの下痢が急激に悪化してきて、便意を催しました。便はほぼ水のような状態でした。

10~20分ほどして吐き気も便意も落ち着いてからやっとの思いで病室に戻ると、ナースコールを押す余裕もなくすぐにまた急激な吐き気を催し、病室内の洗面台に吐いてしまいました。

とにかく看護師さんを呼ばねば、とベッドの上にあるナースコールをなんとか押しました。吐き気が落ち着くタイミングを見計らってようやくベッドに横になると、お腹が痛くなり、特に胃はギューッと胃全体を強く摑まれるような痛みです。

その痛みを、お腹を抱えてこらえていると、またしても容赦なく吐き気が襲ってきて、急いで洗面台まで行って嘔吐。再びなんとかベッドに戻ると、今度は急激な便意で、病室を転がるように出てトイレに行くことになります。

こうしてベッドと洗面台とトイレを何度も行ったり来たりしている合間に看護師さんは先生の指示のもと、注射や点滴などを打っていきます。

金曜日の夜遅くでしたが、いつの間にかベッドの周りには人が増え、何人もの先生や看護師さんたちが入れ替わり立ち替わり病室にやってきて、騒然とした雰囲気になっていました。

直接私を担当してくれている先生たちだけでなく、血液内科部長のNU先生や、内科の当直の先生たちも来ていて、私の様子を見ながら看護師さんに点滴や注射などの指示を出しています。

私の体には点滴のルートや、酸素マスク、血圧計、心拍数や血中酸素飽和度を測るセンサーなどがつながれていき、体中が管だらけになりました。病室には心拍数のモニターが発するピッ…ピッ…という音が響いています。

特に血圧が急激に低下していることが問題とされているようでした。もともと血圧は低め(上が90~110程度)ですが、この日は60台にまで下がっていたことが、先生や看護師さんの会話で分かりました。そのまま下がり続けると危険なレベルになってしまいます。そのため、血圧を上げようと昇圧剤(ノルアドレナリン)も点滴で投与されていました。

さらに熱も39度を超えました。急激に熱が上がったことから寒さで全身がガクガク震えるため、電気毛布をかけてもらいました。

吐き気が高まると、枕の脇においてもらったトレイに何度も嘔吐し、そうでないときはお腹を丸めて、寝返りを繰り返しながら痛みを堪《こら》えていました。

いつの間にか朝になっていました。

「高山さん」という聞き慣れた声がして目を覚ますと、目の前に昨晩はいなかったMY先生がいました。

少しは眠ったのかずっと目が覚めていたのか定かではありませんでしたが、お腹の痛みや吐き気などの症状はある程度治まっていました。

先生は「昨晩は大変でしたね」と言ってから、「恐らく何らかの菌が胃腸に入って感染症を起こしたのだと思います。でもお腹のほうは少し落ち着いたようですね」と言いつつ、右腕に留置針を刺して追加の点滴のルートを確保しました。

後になって先生からこういう話を聞きました。

「あのとき高山さんの様子を見ていた当直の若い先生は、『この患者さんはこのまま死んでしまう』と思っていたと思います。血液内科の患者さんではたまに見る感染症の症状ですが、他の内科ではあそこまでの感染症の症状はほとんど見ないでしょうから」

この言葉を聞いたとき、「自分は医者が見ても死にかけているように見えるほど大変な状態だったのか」と不思議な気持ちになりました。

なぜ不思議かというと、自分自身はあの瞬間も「自分は絶対にこの病気を乗り越えて家族の待つ家に帰る、そして娘の二十歳の誕生日を家族でお祝いする」という目標について、一切ぶれていなかったからです。意識が朦朧とする中でも、ベッドサイドに置いた家族写真を見ながら、「絶対にこの家族の待つ家に帰る」と信じて疑いませんでした。

生死の境をさまよったこの日だけでなく、40度の高熱が続いたあの日々も、胃にドリルを突き立てられたようなあの未明の朝も、「必ず治療を終えて、病気を乗り越えて、家族の待つ家に帰るんだ」という希望を持っていました。

自分の心は死ぬつもりなんかまったくないのに、実際に自分の肉体は死にかけていました。その精神と肉体の乖離を不思議に思いました。

今でも時折このときのことを思い出します。父や妹、姉を看取ったときのことを思い出し、みんなはどうだったんだろうかと、人が死ぬときのことを考えてしまいます。

この体験は私のその後の死生観に影響を与えることになりました。

入院中に一番欲しかったもの

9月下旬の入院からちょうど3週間後に退院となりました。7月半ばに最初の退院をして以降、3回も入退院を繰り返すことになってしまいました。

退院した日の夜は、久しぶりに家族で食卓を囲みました。食後には、近所のケーキ屋さんのケーキで、妻の3日遅れの誕生日と私の退院を祝いました。

やっと家族と一緒の普通の生活を取り戻すことができたのです。これが、入院中、私が一番欲しかったものです。

「退院すれば家族との楽しい生活に戻れる」ということが、私の入院生活を支える希望でした。

こうした平穏な暮らしを一日一日積み重ねた先に、私の目標である娘の二十歳の誕生日が待っていると信じて、今日も一日を大切にして生きています。

COLUMN

がん患者を応援する

「思ったよりも元気そうだね」には要注意

久しぶりに会った、がんを患っている友人や知人に、「思ったよりも元気そうでよかった」と声をかけたことはありませんか。

この言葉は、患者の状況によってはもしかするとネガティブに捉えられてしまうかもしれません。というのも、見た目は元気そうでも、患者本人はまだ相当無理をしてがんばっている場合もあるためです。

例えば痛みに耐えているとか、これからの治療について不安を抱えているといった状況にある場合。こちらとしては「経過が順調そうでうれしい」というポジティブな気持ちを伝えたつもりが、患者にとっては、「自分が本当は大変な思いをしているのに、それが伝わらなくて分かってもらえなくて哀しい」という気持ちになることがあります。

こういうときは、「元気そうだね」の後に「でもきっと、いろいろ大変なんだよね」とひと言付け加えるのがおすすめです。患者の気持ちを慮《おもんぱか》ったひと言を付け加えてあげるだけで、患者の受け止め方は大きく変わるものです。患者の気持ちや状況を推し量って、寄り添った言葉を伝えてあげることが、応援には大切ではないでしょうか。

第2章

大腸がんと闘うベッドの上で考えていたこと

2020年、48歳のときに4回目のがん告知を受けました。
大腸がんと、同時に見つかった食道静脈瘤の治療は、
これまでのように長期の入院が必要なものではありませんでしたが、
がん闘病のバリエーションの一つとして、私の体験をお伝えします。

大晦日の実家にて血便に驚く

2019年12月31日、長野の実家に帰省中の大晦日のこと。紅白歌合戦を見ている途中でトイレに行きました。

便座から立ち上がって水を流そうとしたとき、便器の中を見て目を疑いました。赤ワインをぶちまけたように真っ赤に染まっています。生まれて初めて見る血便でした。

それまでに何の前兆も自覚症状もなかったため、突然のことにものすごく驚きました。

どうすべきか考えましたが、時期は年末年始で、かつ長野にいます。腹痛などの緊急性の高い症状は特にありません。そのため、とりあえず年が明けるのを待って虎の門病院に電話して先生に相談することにしました。

年が明けて1月6日。病院の診療開始日に電話して、血液内科の担当医のMY先生につないでもらいました。先生には2013年の悪性リンパ腫、2017年の白血病の治療でお世話になり、退院後も定期的に外来診察で診ていただいていました。血便は消化器の問題だと思われるので、おそらく診療科は血液内科ではありませんが、いずれにせよまず相談すべきはMY先生だと考えました。

先生からは、胃の内視鏡検査（胃カメラ）と、大腸の内視鏡検査（大腸カメラ）を受けてくださいとのことでしたが、虎の門病院での検査予約は数か月先まで埋まっていたため、地元のかかりつけのクリニック（井上胃腸内科クリニック）で検査してもらうことにしました。

胃の内視鏡検査の結果、まったく予想していなかったのですが、食道静脈瘤が見つかりました。食道静脈瘤というのは、食道を通っている静脈の血管がふくれて瘤《こぶ》を作る病気です。血便とは関係ないものの、これはこれで早期に治療が必要とのことでした。

胃の検査の翌日に大腸の内視鏡検査を受けたところ、井上先生から比較的大きなポリープがあったと言われました。通常、大腸内視鏡検査でポリープが見つかった場合は、検査中にその場で切除してしまいます。しかし、このときのポリープは内視鏡で取れるような大きさではなかったのです。

さらに、そのポリープの一部ががんかもしれないので、採取した組織を病理検査に出すとのことでした。もし病理検査の結果が悪性であれば、がんということになります。

「またがんか……」とさすがに暗い気持ちになりました。もちろん病理検査の結果次第ですが、ここまでの説明から、おそらくがんだろうなと覚悟しました。

4回目のがん告知

約1週間後、病理検査の結果を聞きに行きました。結果は、残念ながら悪性でした。つまり大腸がんです。人生で4回目のがん告知でした。

井上先生は、内視鏡では取れないので手術が必要だが、恐らく腹腔鏡下《ふくくうきょうか》での手術で取れる初期のがんではないかとおっしゃいます。それまでにネットで調べた感じでは、大腸がんでもステージ1であれば生存率がかなり高いという印象でしたので、先生の説明を聞いて大変安心しました。

また、私は手術で人工肛門になる可能性を恐れていたのですが、がんは肛門から離れた位置にあるのでそれは大丈夫でしょう、との説明でした。

先生が「初期のがんで、手術は腹腔鏡で行なえて入院期間も短い」と説明してくださったことで、自分も家族も白血病のときほどの大きな衝撃はなく、落ち着いて告知を受け入れることができました。

がんより食道静脈瘤のほうが緊急度が高かった

胃の内視鏡検査で判明した食道静脈瘤については、虎の門病院の肝臓内科を受診することになりました。

「食道なのに肝臓内科？」と思いましたが、食道静脈瘤は、肝硬変が原因で発症することが多いため、肝臓内科が担当なのだそうです。肝臓が硬くなることにより、さまざまな消化器官からの血液を肝臓に送る血管である門脈の血流が滞って、門脈の圧力を異常に上昇させます（門脈圧亢進症《もんみゃくあっこうしんしょう》）。やがて、行き場を失った血液が食道の細い静脈に逆流して、血管の壁を膨らませて瘤を作るのです。

肝臓内科の先生からは、病気の緊急度から判断して、大腸がんよりまずは食道静脈瘤の治療を先に受けたほうがよいと告げられました。食道静脈瘤は破裂するリスクがあり、万が一破裂してしまうと大量に吐血して命に関わることもあるというのです。ときには洗面器一杯分も吐血することがあるようでした。

そんな大事に至る前に検査で見つかったのは、本当にラッキーだったと思いました。あの血便がなければ食道静脈瘤が見つかることもなく、突然大量の血を吐いて命を落としていたかもしれないのです。

食道静脈瘤の治療は、内視鏡で行ない、入院期間は1週間程度と聞いて、それまでは数か月にわたる長期の入院が多かった自分としては少し気が楽になりました。

腸を突き破られるような検査の痛み

このころ、大腸がんの治療件数の多い病院などを調べていました。悪性リンパ腫と白血病の治療を受けていた関係上、大腸がんについても虎の門病院で治療を受けるのがよいとは思っていました。でも、脳腫瘍や悪性リンパ腫のときに病院選びが非常に重要だったという経験があり、大腸がんの手術でも治療成績などに病院間で大きな違いがあるかもしれないと考えたからです。

少し調べてみて、虎の門病院は大腸がんの手術件数が全国トップクラスであり、そのほとんど全ての手術を腹腔鏡下で行なっていること、また5年生存率、肛門温存率などの治療成績が非常に高いこと、さらに手術支援ロボット「ダビンチ」の導入など先端的な取り組みにも積極的なことなどから、「大腸がんについても虎の門病院で大丈夫」と考えました。

そして決め手は、虎の門病院で消化器外科（下部消化管）部長を務められている黒柳洋弥《ひろや》先生が、直腸がんの腹腔鏡下手術の第一人者であることでした。

このように、今回の病気の治療についても改めて病院間の違いを調べて、納得して虎の門病院での治療を決めたことで、その後も迷うことなく、病院と医師を信頼して治療を受けることができました。

肝臓内科の受診の翌週、虎の門病院の消化器外科で改めて大腸の内視鏡検査を受けたのですが、このときの内視鏡検査は、予想以上に辛いものでした。

手術の準備のためにあらゆる角度から腸内を撮影する必要があり、医師の指示で何度も体勢を変えなければなりませんでした。そのため、鎮静剤の量は控えめで意識は保たれたままであり、その状態で先生が内視鏡を腸の中でうねうねと動かすため、お腹が痛くて大変なのです。

特に、内視鏡を腸内でUターンさせたのか、腸の内側が内視鏡の頭でギューッと強く押された際は、内視鏡がお腹を突き破って飛び出してくるんじゃないかと本気で思うほど苦しかったです。このときばかりはあまりの苦しさに「ううっ」と声が出ました。お腹を突き破って何かが飛び出してきそうというこの感覚は、生まれて初めてでした。昔、映画で見たエイリアンが脳裏に浮かびました。

検査の結果としては、腫瘍はやはり内視鏡では取ることができない大きさと深さであり、手術が必要だという診断でした。優先度の高い食道静脈瘤の治療が終わってから、入院して手術を受けることになりました。

食道静脈瘤を縛るか固めるか

2月10日、食道静脈瘤の治療のために虎の門病院に入院しました。担当医となった男性のS I先生は長い髪の毛にウェーブがかかっていて、正直なところ医者には見えないのですが（笑）、非常に真面目に丁寧に治療の説明をしてくれます。その説明の端々に医師としての自負や気概も感じられて、接しやすく信頼できる先生でした。

先生によると、治療には2つの方法があるとのこと。食道静脈瘤結紮術《けっさつ》（ＥＶＬ）は、瘤を輪ゴムのようなもので縛って壊死させる治療です。食道静脈瘤硬化療法（ＥＩＳ）は、瘤に針を刺して静脈に硬化剤を注入して固める治療です。

私の治療では、内視鏡で食道の静脈瘤の状態を確認した上で、ＥＶＬとＥＩＳのどちらがよいかを決めるということになりました。

3日後、食道静脈瘤の内視鏡治療を受けました。前述のように、内視鏡を入れてから先生が治療法を選択して私に確認を取る必要があったため、鎮静剤はあまり使われず、意識がある状態での内視鏡検査でした。今回もまた苦しい検査でした。

検査が終わって、いったん内視鏡は抜かれ、先生から次のように確認されました。

「静脈瘤は食道だけでなく胃にも広がっています。この場合は、硬化剤であれば食道から胃まで流れて広い範囲で静脈瘤を固めることができるため、EISのほうが効果的です。再発までの期間を長くすることもできます。EISでいいですよね?」

もちろん私は「はい」と答えました。

私の意思を確認した後、先生はいったん抜いた内視鏡を、治療のために再度挿入します。今度は鎮静剤をしっかり効かせてくれたため、眠っている間の治療となりました。

治療翌日の先生の説明によれば、静脈瘤にピンポイントで針を刺して硬化剤を注入するという方法は結構難しいようなのですが、「会心の出来でした!」と言われて安心しました。

この日のお昼から食事が出てきました。まずは重湯などを固めたゼリーです。

治療の翌々日の昼食からお粥になり、その後少しずつ普通の食事に戻っていきました。治療した食道や胃の痛みなどはあまりありませんでした。

肝臓がんへの不安

一方、入院中に受けた造影CT検査の結果、肝臓に異常が見つかりました。肝臓にむらがあり、何らかの腫瘍がある可能性が指摘されたのです。つまり肝臓がんの疑いということです。食道静脈瘤の原因は肝硬変が多いということから、肝臓に異常が見つかるのは当然と言えば当然です。

私は、原発性肝がんや、大腸がんからの転移性肝がん、また悪性リンパ腫の再発など、いろいろな可能性を考えて不安になりました。

特に、「もし大腸がんからの転移性肝がんの場合は、転移ということでステージも進んでいて根治するのは難しいはずだから、目標である娘の二十歳の誕生日まで、あと10年生きられるだろうか？」ということを非常に心配していました。

さまざまな検査を経て、最終的には悪性腫瘍ではなく結節性再生性過形成（ＮＲＨ）という良性腫瘍であるとの診断が確定しました。

ただＮＲＨは悪性化する可能性もあり、肝がんのハイリスク群となるため、今後は定期的に検査で見ていくことになりました。

そもそもなぜ肝臓にＮＲＨができたのかというと、私の場合は、臍帯血移植のＧＶＨＤや、抗がん剤の副作用が原因と考えられるようです。そして、このＮＲＨができたことによって肝臓が硬くなって、血液が肝臓に流れ込みにくくなり、門脈から食道の静脈に逆流して静脈瘤を作っていたということです。

残念ながらＮＲＨについては治療法がありません。悪性化しないことを祈りつつ、経過観察していくしかないのです。

さらに、ＮＲＨが治療できない以上、食道静脈瘤は再発の恐れがあります。実際、このあと２回再発し、２０２０年12月と２０２１年６月に入院して治療を受けました。

食道静脈瘤の治療が無事に終わり、肝臓についても良性腫瘍であるとの結論が出たことで、虎の門病院を退院しました。肝臓の検査のため、入院期間は予定の１週間より長引いて、16日間となりました。

血便のおかげで2回、命が助かっていた

退院から約2週間後、今度は大腸がんの治療のために外来で消化器外科を受診しました。担当医のKH先生からは以下のような説明がありました。

「グレード1の初期の直腸がんで、転移はありません。入院期間は最短で2週間ちょっとですが、恐らく3週間ほどかかるでしょう。

内視鏡で見ると、腸の粘膜が炎症を起こしていてザラザラに見えました。白血病の移植治療のGVHDと考えられます。これは手術では縫合不全のリスクとなります。また、移植の影響で血小板が少ないことも、同じく縫合不全のリスクです」

今回の手術に関してはおよそ以上のような説明でした。関連して次のような話もありました。

「腸の粘膜の炎症が、最初の血便の原因だった可能性があります。がんはまだ出血するほどの大きさではありませんでしたから。もしそうであれば、今回がんが初期で見つかったのはラッキーと言えます。この出血がなければ、大腸がんは見つからないまま進行してしまったかもしれません」

考えてみると、この血便がなければ大腸がんだけでなく、食道静脈瘤も見つかっていませんでした。もしそうなっていたら、大腸がんは気づかぬうちに進行し、食道静脈瘤はどこかで破裂していたかもしれません。そして両方とも命に関わります。つまり血便のおかげで2回命が助かったということになります。

結局のところ、人生何がいいかは分からないということは言えそうです。

腹腔鏡下手術とはどんな手術か

診察から約1週間後、虎の門病院に入院しました。

翌日、消化器外科部長で副院長の黒柳先生が回診であいさつに来てくれました。それまでネットでしか見たことがなかった黒柳先生は、写真で見るよりも元気でエネルギッシュな感じでした。ネットで見かけた「サーフィンが趣味」というプロフィールも納得でした。

黒柳先生は「みんなで診させてもらいます。手術、がんばりましょうね！」と言ってくれました。非常に気さくな感じで、元気をもらいました。

黒柳先生のチームの若手の先生たちは、同様に元気で声が大きい方が多かったです。分かりやすく言うと体育会系でしょうか。それまで悪性リンパ腫と白血病でお世話になってきた血液内科の先生たちの、どちらかと言うと静かで穏やかな感じとは、雰囲気が違う印象を受けました。

外科と内科の違いもあるかもしれませんし、診療科のトップの先生のカラーが出るのかもしれません。同じ病院の医師なのに全然雰囲気が違っておもしろいなあと、よく妻と話しました。

手術前日、KH先生が、翌日の手術の説明をしてくれました。KH先生は消化器外科でも他の先生たちとはちょっと雰囲気が違って、穏やかで落ち着いた感じの先生です。話も理路整然としていて、私としては非常に接しやすく話しやすい先生です。

先生によると、私の大腸がんの正式な名前は「直腸S状部がん」。その名の通り、大腸の中でも一番下に位置する直腸のS状部という箇所にできたがんです。

手術では、おへそを含めたお腹の5か所に穴を開けて、そこに内視鏡（腹腔鏡）やはさみ、血管を止める鉗子などの器具を挿し入れて、直腸のがんのある場所の前後10センチ、計20センチほどを切除し、その後、切り口をつなぎ合わせて再建するのだといいます。

つなぎ合わせるときには肛門からも吻合器《ふんごうき》という器具を突っ込んで、腸の切り口を反対側の切り口とつなぎ合わせてホチキスのようなもので縫合するということでした。

初めて聞く腹腔鏡下手術の説明に、「穴（おへそや肛門を含む）から突っ込んだ器具だけで、お腹の中でそんな手の込んだことができるんだ！　医学の進歩はすごい！」と驚嘆してしまいました。

さらに驚いたことに、腹腔鏡下手術は、開腹して直接臓器を目で見て手で触って手術をするよりも、細かい作業がやりやすいのだそうです。

というのも腹腔鏡下手術では、腹腔鏡の高性能なカメラによって、骨盤奥の暗くて狭い患部も明るく拡大されて大型のモニターに映し出されます。その高精細な映像を見て手術できるため、開腹して肉眼で見るよりも、細かい作業が正確にやりやすいのだといいます。大型のモニターに映すことで執刀医以外のスタッフも手術の状況を理解しやすいこともメリットです。

特に直腸は骨盤の奥の狭いところにあり、その骨盤内には膀胱や子宮（女性の場合）などの臓器や、自律神経、血管などが密集しています。

そうした骨盤の奥深くに器具を突っ込んで、他の臓器や神経などを傷つけないように気をつけながら腸を切ったりつなぎ合わせたりするには、腹腔鏡下手術が向いているという面があるようです。

私の手術ではがんを切除するだけではなく、がんが転移している可能性のあるリンパ節も切除するとのことでした。リンパ節郭清《かくせい》です。

手術の所要時間は3時間半から4時間ほどとのことで、意外と短いんだなと思いました。

直腸がんの腹腔鏡下手術当日

3月17日、手術当日です。腹腔鏡下手術は全身麻酔なので、手術室では点滴を始めたらすぐに意識を失ってしまいました。

そして意識が戻ったときには、手術は終わっていました。ストレッチャーで手術室から病室まで運ばれているあたりで意識が戻ってきたように記憶しています。

病室に戻った自分の体には、心電図モニターや酸素マスクがつけられ、肛門と、お腹の左下に開けた穴から管が出ていて、尿道からも管が出ています。

寝返りは打ってもいいと言われましたが、体に管が何本も入っているため、寝返りを打つにしても恐る恐るです。特にお腹の左下あたりに開けた穴からは、ドレーン（手術部位に溜まる血液などの余分な液体を体外の袋に排出する管）が出ているため、そこを下にして寝るのは怖い感じがしました。

何よりも、5つの穴を開けたお腹が痛いのです。特に、咳をするときや寝返りを打つときなどに少しでも腹筋に力が入ると痛みます。腹筋が、激しい筋肉痛になったような感じです。腹腔鏡下手術は開腹手術よりも傷が小さく痛みも少ない、つまり低侵襲で体への負担が少ないとは言え、それでも5か所切って穴を開けています。そのときに場所によっては筋肉も切れています。その筋肉に力が入ると痛み、穴の傷口自体も痛むのです。

さらに、なぜか、寝返りを打つとお腹の中で腸がうねうね、ずるずると移動するような感じがありました。実際に腸が動いていたのか、術後のせん妄でそういう幻を見た（感じた）だけなのか、定かではないのですが。

手術後の夜は、痛みや、腸が移動する違和感、そして腸内がずっとゴロゴロ、グルグル、キュルキュルいっている不快感で、よく眠れませんでした。恐る恐る寝返りを打って姿勢を変えながら、寝よう、寝ようとしているうちに朝が来たという感じでした。

以前のがん治療が今回の治療に与えていた影響

妻が手術直後にKH先生から聞いた説明によると、私の腸が癒着していて、その癒着した腸を周囲の組織から剝がすのに1時間半ほど余計にかかったそうです。だから所要時間4時間と聞いていた手術は、実際には5時間半ほどかかっていました。

この癒着は、白血病の移植治療のときに、GVHDや生着前免疫反応で胃腸の粘膜に炎症が起きて、激しい胃痛やひどい下痢があったときに起こったようです。

そもそも3回目のがんである急性骨髄性白血病は、2回目のがんである悪性リンパ腫の抗がん剤治療の影響により発症した治療関連性の白血病でした。そして白血病の移植治療で起きた腸の癒着が、4回目のがんである大腸がんの手術に影響していたのです。

このように、前の治療がその後の治療にマイナスの影響を与えていることを、これまでも経験してきました。治療には常にプラス面とマイナス面があり、どのようにそのバランスをとってプラス面を大きくしていくかが大切なのだと改めて実感しました。

術後の痛みは「日にち薬」で良くなる

手術の翌日から、早速歩かされます。「術後はできるだけ歩いたほうが回復が早いです。寝てばっかりいると腸閉塞になってしまいます。ベッドに座っているだけでもいいですから、がんばってください！」と先生からも看護師さんからも言われます。看護師さんにはほとんど無理やりベッドから連れ出されて歩かされます（笑）。

しかし、歩くのも、あるいはベッドに座っているだけでも、腹筋に力が入るので痛いのです。体を真っ直ぐ保つだけでも腹筋が引っ張られて痛いので、腰を曲げて、点滴スタンドにつかまり、おじいさんのようによろよろと歩いていました。

看護師さんは、「手術翌日の今日が一番辛いかもしれませんね。でも『日にち薬』ですよ。明日はもっと楽になりますから」と励ましてくれました。

別の看護師さんも、「今回の手術が前の白血病の移植治療と違うのは、一日一日、確実に良くなっていく、楽になっていくということです」と言っていました。明日は良くなると希望が持てるというのは精神的にもありがたかったです。


このようにまだ座っているだけでも痛いのですが、午後に妻が面会に来てくれたときは、いいところを見せようとがんばって、ずっとベッドの上にあぐらをかいて座っていました。さらにいいところを見せようと、妻と一緒に廊下を歩きました。点滴スタンドを頼りにしながら。そのがんばりを、夜、顔を見せてくれたＫＨ先生は褒めてくれました。単純なので、明日はもっとがんばろうと思った次第です。

「みんなで診させてもらいます」の真意

看護師さんたちが言っていた通り、翌日は前の日より痛みが軽くなってきていました。まさに「日にち薬」を実感しました。

この朝も、黒柳先生とチームの先生たちが回診で来てくれました。先生たちは毎日、病室に様子を見に来てくれます。黒柳先生は毎朝の回診で、若い先生たちはその回診に加えて、日中もときに一人で、ときに数人で病室に顔を出してくれて、私の術後の経過を確認してくれました。どの先生も私の状況を把握してくれている様子で、それに基づいて声をかけてくれたり体調を尋ねてくれたりします。

後日、看護師さんに聞いてみたところ、「黒柳先生の消化器外科はまさにチーム医療で、患者さんごとの担当医は特別決まっていないんです。毎日ドクター全員とナースでカンファレンスをして、患者さん一人一人がどういう状況で、今日はどんな検査や処置をする予定かを共有します。だからいろいろなドクターがベッドに来ると思いますけれど、みんな高山さんの状況は分かっているはずですよ」と教えてくれました。

これには少し驚くとともに納得しました。確かに先生たちはみんな、私が術後何日経っていて最近どんな状況なのかを分かっている雰囲気だったからです。これぞチーム医療だと思いました。黒柳先生が言っていた「みんなで診させてもらいます」というのはこういうことだったんだな、と深く納得しました。

術後4日目には、お腹の痛みもいっそう落ち着いてきて、ベッドのリクライニング機能に頼らなくても、自分でなんとか体を起こせるようになりました。

術後5日目、お腹に入っていたドレーンの管を抜いてもらいました。やはり体から管が出ているというのは違和感、不快感があります。抜いてもらって楽になりました。

術後6日目には、食事の流動食が、栄養剤から重湯と味噌汁に変わり、普通の食事に近づきました。口から食事を食べられるようになったことで、点滴が不要となり、看護師さんが点滴の針を抜いてくれました。体は完全に自由になりました。

この日から排便が始まりました。下痢でしたが、先生によると「まだ流動食しか口にしていないので下痢になるのは当然です。これから固形物を食べ始めると便も硬くなってきます」とのことでした。

3月28日、術後11日目に退院しました。入院期間は13日間でした。

久しぶりの我が家で、家族とともに過ごせる時間のありがたさを噛み締めました。当たり前の日常を取り戻したのです。

手術前の検査では私の大腸がんはステージ1との診断でしたが、術後の病理検査で確定します。後日、ＫＨ先生が「病理の結果、ステージ1でしたよ！」と教えてくれました。

これで大腸がんの治療は全て終了です。抗がん剤治療なども不要です。それまでの3回のがん闘病よりも、圧倒的に短い闘病期間となりました。

COLUMN

がん患者を応援する

お見舞いの際は必ず事前に確認を

何度も入院している中で、誰かのお見舞いに行く際には気をつけたほうがいいかな、と思ったことがあります。

まず、お見舞いに行く前には必ず事前に本人の都合を聞くこと。入院生活は、検査やシャワー、食事などで意外と忙しいものです。ときにはお見舞いが続いて疲れてしまうこともあります。また、治療の副作用で体調が悪くなる時期などは、お見舞いへの対応が難しくなります。

ですから、「ふらっと病院に行けばいるだろう」とは考えず、必ずメールなどで事前に連絡をして、時間を約束してから行くのがよいと思います。

差し入れに何を持っていくかで頭を悩ませることもありますよね。これはストレートに欲しいものを聞いて持っていくのがよいと思います。読みたい本や雑誌があるかもしれません。あるいは病院食に飽きて、コンビニのお弁当やカップヌードル、ファストフードのハンバーガーが食べたくなっているかもしれないし、逆に食欲がなく、ゼリーやプリンしか喉を通らない時期かもしれません。

状況によっては、院内のコンビニや売店にも行けず、日用品で困っていることもあります。ペットボトルの水やティッシュペーパー、除菌ウェットティッシュなどの消耗品など、必要かどうかを訊いてもらえると、入院している身としては助かるものです。

第3章

5度のがんが教えてくれたこと

その後、2024年には肺がんを経験。
5度のがん闘病を終えて退院し、日常生活に戻っていく中で、
健康への考え方や人生観には自分でも驚くほどの大きな変化がありました。

〝元通り〟はもう目指さない

これまでのがん治療が残したデメリット

病気の治療には必ずメリットとデメリットがあります。

抗がん剤には腫瘍を殺すというメリットと同時に、正常な細胞をも痛めつけるというデメリットがあります。手術には腫瘍を摘出できるというメリットとともに、後遺症が残るというデメリットがあります。

私が受けた治療の結果、現在も残る障害や症状などのデメリットを挙げてみます。

・視覚障害

脳腫瘍の手術の影響で、視覚障害が残りました。視野を縦横に四分割したときに、**左下の4分の1のエリアが見えません。**このため、多くの人で混み合った駅を歩いていると、左側にいる人が見えずにぶつかってしまいます。外出の際はヘルプマークをつけています。車と自転車は手放しました。

・帯状疱疹後神経痛《たいじょうほうしんごしんけいつう》

悪性リンパ腫の抗がん剤治療中に、合併症で帯状疱疹になり、後遺症として帯状疱疹後神経痛が残ってしまいました。もう発症から10年以上経ちますが、右脇の下に針が突き刺さったままになっているような**持続的な強い痛みが、24時間365日続いています**。

根本的な治療法はなく、鎮痛薬のプレガバリン（リリカ）を朝晩、そしてトラマドール（トラマール）を3〜4時間おきに飲んでしのいでいますが、痛みを完全に抑えることはできません。これが私のQOL（生活の質）を最も損なっています。

・骨密度の低下

白血病の移植治療による影響。これが原因で腰椎を圧迫骨折しました。

・禁酒

抗がん剤治療や移植治療の影響で肝臓に良性腫瘍ができているため、以前は毎日飲んでいたお酒を完全にやめました。でも娘の二十歳の誕生日に解禁する予定です。

その他、体力の低下、発熱しやすさ、疲れやすさ、髪の毛が細く少なくなった、左足の痺れ、顔の皮膚の白斑等、治療で残った身体的な不都合はいろいろあります。

でもどれも小さいことだと今は思っています。なんといっても、**生きていられるだけでありがたい**のですから。

病室で布団にくるまって苦痛を耐え忍んだり、生死をさまよったりした日々のことを思うと、命があって、自分の家で家族と過ごせること、当たり前のように明日が来ることが、本当にありがたいと思って生活しています。

がんになる前と同じ体を取り戻す必要はある？

入院期間が長ければ長いほど、体力が回復するのには時間がかかります。**なかなか自分が思ったようには回復しません。**

初期の固形がんで、手術のみの治療で比較的短期間で退院できた場合は、体力面のダメージもそれほど大きくはないかもしれません。しかし、悪性リンパ腫や白血病のような血液がんで、半年を超えるような長期間の入院で、大量化学療法（通常の化学療法よりもはるかに高い用量の抗がん剤を用いて行なう治療）や造血幹細胞移植などの強い治療を受けると、体力や内臓へのダメージも大きくなります。

第1章でも述べたように、2回目のがんである悪性リンパ腫の治療を終えて退院したときに、**自分の脚力だけでは床から立ち上がれなかった**ことに衝撃を受けました。そこから、家の周りの散歩や、ちょっと遠くの公園までのウォーキングなどのリハビリで、体力を回復するよう努めました。

しかし、思ったようには回復しません。筋力が失われただけでなく、強い抗がん剤治療や移植治療などで肝臓や腎臓など内臓の機能も影響を受けています。体力回復のペースはゆっくりでした。

がんばってご飯を食べても、入院中に10キロ減った体重は全然増えません。体重が増えないと、体力も筋力もつきません。

当時は早く会社に戻りたいという気持ちばかりが先行して焦っていました。でも結局、病気になる前の体力に戻すのは無理だと気づいて、諦めました。それが最終的には会社を売却するという決断につながります。

虎の門病院の谷口先生からは、「焦らなくても、体重は忘れたころに増えてくるから大丈夫」と言われました。今思い返してみるとその通りで、白血病の治療を経て退院して2年ほどすると、ようやく体重が増加傾向になりました。

今現在は、病気になる前（58キロ）と比べて少し少ないくらいの体重（55キロ）を維持できています。

体重はかなり戻りましたが、**体力や筋力という面では、元の自分に全然及びません。**外出が続くとすぐに疲れて寝込んでしまい、疲れが抜けるには何日もかかります。視覚障害があるため、電車での外出などは駅で通行人にぶつかってしまったり、階段で足を踏み外しそうになったりと注意が必要で、余計に疲れるという面もあると思います。

しかし、今思うのは、**必ずしも病気になる前の元の自分に戻る必要はない**ということです。

そもそも加齢の影響もあるはずです。焦って元に戻そうと思っても無理があります。

昔の自分を前提に考えるのではなく、今の自分ができる範囲で生活を組み立てればいい。例えば、外出の予定を詰め込みすぎない、電車での通院は妻に付き添ってもらうなど工夫すれば、生活上それほど困ることはありません。

そしてちょっと無理して疲れたら、体の声に素直に耳を傾けて、休む。そう考えて身体的にも精神的にも無理をしないように心がけています。

もちろん目標を持って体力作りをするのはよいことです。私もできるだけウォーキングをするようにしています。しかし、到達目標を〈元の自分〉のレベルに設定して、焦る必要はありません。

元の体に戻らなくても、自分であることには変わりないですし、**結局は今のこの体でできることしかできない**のです。焦るだけ無駄だと気がつきました。

余談ですが、私は臍帯血移植によって、血液型が元のB型からドナーの女の子のA型に変わっていますので、そもそも「元の体」に戻すことはできません（笑）。

100%健康な体なんてあり得ない

今でこそ「無理せず、焦らず。病気になる前の体を目指さなくてもいい」なんて言っている私ですが、**以前は100%の健康を目指している人間でした。**

私は父と姉と妹をがんで亡くしています。家族のがん闘病を見てきた影響なのか、私は少しでも健康上の問題があるとすぐに対処しないと気がすみませんでした。

健康診断で「尿酸値が基準値よりもやや高いですね」と言われたときは、毎日飲んでいたビールをきっぱりやめ、1か月後、必要もないのに病院に行って尿酸値の検査だけをしてもらい、基準値内に戻したことをわざわざ確認して安心しました。

あるいは、1回目のがんである脳腫瘍の手術からしばらくしたころ、腕の皮膚にしこりができて近所の皮膚科に行きました。医師からは「これは皮膚繊維腫というもので、良性なので放っておいて大丈夫ですよ」と言われたのですが、いずれ悪性化するのではないかとどうしても気になって、日帰り手術で切除してもらいました。

このように、**自分の体に健康上の問題があることがとにかく許せなかった**のです。


でも、ご存じの方も多いかもしれませんが、健康な人の体でも毎日数千個ものがん細胞が生まれていて、それを免疫細胞がやっつけています。

がん細胞が生まれる速さを、免疫細胞がそれらを排除する速さが上まわれば、腫瘍を形成していくことはありません。それが、何らかの原因で免疫力が下がると、がん細胞を退治するペースが遅くなり、徐々に腫瘍になっていくわけです。

そう考えると、**100%健康な体なんてこの世にない**のです。健康な人の体にも、不健康な部分（がん細胞）があるのですから。

だから、100％元の自分に戻す必要もないのではないでしょうか。

昔の、100％健康な体を目指していた自分にも、そんなふうに言ってあげたいです。

東洋医学を活用する

東洋医学は、**代替療法の一つ**です。がんを治す効果はあまり期待できませんが、その代わり、西洋医学の補完的な役割として、**治療に伴う痛みや体の不調などの緩和や、QOLの改善などの効果**が期待できます。

私は病気になる前から指圧・マッサージ・整体を定期的に利用していましたが、がん治療後はますますその力に頼ることになりました。

長期の入院によるがん治療では筋力が大きく落ちます。そこからリハビリとしてウォーキングをがんばれば徐々に足の筋肉がついてきますが、そのときに体の左右のバランスが崩れていると、筋肉がつく過程で体の歪みが強化されてしまうかもしれません。

そのため私は、治療後の回復過程でリハビリをがんばるのと同時に、マッサージや整体を活用していました。これは、リハビリからくる筋肉の張りを取り、**体の歪みを取ってバランス良く筋力を戻していくのに役立った**という実感があります。

もっと直接的な効果もありました。先ほど述べたように、臍帯血移植の影響で骨密度が低下したために、腰椎を圧迫骨折してしまったときのことです。

整形外科を受診し、治療としてコルセットで腰を固定して生活することになりました。でもいつまで経っても腰の痛みは治りません。結局、整形外科の先生には、痛みについてはどうしようもないとさじを投げられてしまいました。

それをマッサージ師の柴田啓嗣さんに相談したところ、腰の痛みの原因は実は圧迫骨折ではなく、体の左右の歪みからくる筋肉（腸腰筋）の張りだと特定して、指圧と整体で大幅に改善してくれました。**施術後、痛みがなくなっていて驚いた**ことを覚えています。自分でできるストレッチも教えてくれたため、毎日実施しています。

ただ、ここで注意していただきたいことがあります。

世の中にマッサージや整体、あるいはリラクゼーションなどをうたう店は数多くあり、私もいろいろな店を試しました。しかし、マッサージというよりもほとんどさすっている程度だったり、ツボから外れた指圧だったり、効果が実感できない整体だったりで、その質は本当にさまざまでした。

そして最終的に行き着いたのが、**国家資格を持つスタッフのいるマッサージ店**でした。骨格や筋肉に関する豊富な知識に裏づけられた確かな技術は、なんちゃってマッサージとはレベルが違います。しかも〝気持ちがいい施術〟にとどまらず、体の不調の原因となる骨格の歪みなどを特定し、それを指圧やマッサージによる整体で改善してくれます。

そのようなお店の例として、私が長年お世話になっている治療院を2つご紹介しておきます。前述の柴田さんが在籍する「港北マッサージ」（東急東横線綱島駅徒歩1分／新綱島駅徒歩1分）、そして柔道整復師の資格を持つ石地友康さんが院長の「リラゴ整骨院」（横浜市営地下鉄ブルーライン／グリーンライン　センター北駅徒歩4分）です。

両院ともマッサージや整体の施術者はみな国家資格を保有しており、ホームページにも明記されています。**マッサージ店や治療院探しの際は、国家資格の有無を基準に選ぶのがおすすめ**です。

がんが教えてくれた幸せもある

当たり前の日常が突然崩れ去る「がん告知」

「がん」という病名を告げられた**その瞬間、誰もが大きなショックを受けます。**

日本人の2人に1人ががんになるとか、がんは治る病気になってきているという知識は、告知のショックの前ではあまり意味をなしません。これまでずっと遠くにあると思っていた「死」が、突然目の前に現れ、「**自分はもうすぐ死ぬのかもしれない**」という恐怖に頭の中が支配されるのです。

私はこの経験をしたことで、病気を乗り越えた今でも、いざというときに備えて心のどこかで準備をしているようなところがあります。**人生いつ何が起こるか分からない**、と。

別に再発の恐怖に怯えて毎日びくびくしながら暮らしているというわけではありません。それでも何かの折に、がん告知の場面を思い出すことがあります。**当たり前の日常が突然崩れ落ちるあの瞬間**が脳内に蘇ります。

そうすると、「目の前の日常は、決して当たり前ではないんだ。さまざまな巡り合わせの結果、奇跡的に与えられた、かけがえのない一日なんだ」ということを改めて思い出します。そして「今日も悔いのないように生きよう」と思うのです。

おかげで、**がんになる前よりも、毎日を幸福に生きられるようになった**と感じています。

人生の残り時間は無限ではない

若いころは、自分はなんとなく80歳過ぎの平均寿命くらいまでは生きるんだろうと、深く考えることもなく思っていました。そのころの自分にとって80歳というのは、遠くに霞んでほとんど見えないような年齢です。永遠のそのまた先のようなものです。

それはつまり、**自分の人生には無限に時間があるのだと思っていた**ようなものです。

もちろん、人は誰でも死ぬし、永遠の命などないということは頭では分かっていました。しかし、具体的なイメージとして、自分が死ぬということを想像するのは難しいものです。家族の死に何度も直面しても、自分自身の死を意識することはありませんでした。

がんを経験すると、それが一変します。突然、自分の人生には残り数年しかないかもしれないと宣告されるのです。そこで、自分の人生の残り時間には限りがあるという現実に気づきます。

明日が来るのは当たり前ではないと気づき、人生の残り時間を意識するようになります。

誕生日のお祝いや、旅行などの楽しいイベントも、死ぬまでにあと何回経験できるだろうと考えます。

すると、一日一日が本当に大切なものになります。

人生が有限だと気づくと、残りの人生をより大切に生きていくことになるのです。

墓石を押し返しながら生きていく

1回目のがんである脳腫瘍を告知されたとき、「自分はあと2～3年で死ぬかもしれない」と思いました。そのときから頭の中に、**自分の墓石のイメージが現れるようになりました**。それは、硬く黒光りするイメージとして、自分の身に迫っていました。

その後、脳腫瘍の摘出手術が成功して、墓石を向こうに押し返しました。

しかし2年後、2回目のがんである悪性リンパ腫が見つかって、また墓石が自分の目の前に近寄ってきました。

でも抗がん剤治療を受け、寛解となったことで、また墓石を大きく押し返しました。全力で押し返しはしたものの、その代償として、体には大きなダメージが残りました。

4年後には3回目のがんである急性骨髄性白血病となり、また墓石が大きく近づいてきました。

臍帯血移植を受けて、**何度か墓石に押しつぶされそうになりながら、文字通り必死で押し戻しました。**

その3年後には大腸がん。4回目のがんで迫ってきた墓石は腹腔鏡下手術で押し返しました。

さらに4年後には肺がん。今度は胸腔鏡下《きょうくうきょうか》手術で押し返すことに成功しました。

墓石を押し返すと、その分だけ自分の持ち時間が伸びるわけです。ウォーキングで体力をつけるのも、日々少しずつ墓石を押し返しているのです。そうやって少しずつ墓石を押し戻しながら日々を送っています。

その結果、いつの間にか、治療から1年経ち、3年経って、そして再発率が大きく下がる5年という節目を、それぞれのがんについて越えてきたというように感じています。

医師、看護師、ドナーさんなどいろいろな方に一緒に墓石を押し返してもらったおかげで手にした、貴重な残り時間です。感謝しながら大切に生きなければいけないと思っています。

物質的な幸福には限界がある

ベンチャー企業の経営者だったころの私は、もっと売上と利益を増やし、もっとお客様を増やし、もっと社員を増やし、もっと給料を増やし……というように、「もっともっと」の人生でした。

もちろん資本主義の世界で会社経営をしていく上で、これは間違ってはいません。特に若い会社には、成長志向は必要な要素です。

でも個人にとって、「もっともっと」を続けることが幸せに近づく道だとは限りません。**物質的な世界の欲望は際限がない**からです。

車を買えば、次はもっとグレードの高い車が欲しくなる。目指していたものを手に入れても、その満足感は長続きせず、すぐにもっと上が欲しくなります。

物質的な欲求には際限がなく、いつまでも満足できないのです。**収入が2倍になっても、幸福感は2倍にはなりません。**

それは、いつまで経っても幸せになれないということです。

さらに、もっと稼ごうと仕事で上を目指し続けるということは、責任とストレスも増え続けるということです。

私はそうした人生を送っていたさなか、海外出張中にスイスの空港で倒れ、最初のがんである脳腫瘍が見つかりました。まさに、新しい取引先と新しいビジネスの打ち合わせをした帰り道でのことでした。

それからがん闘病を繰り返す中で、本当の幸せは「もっともっと」を追求していた物質的な世界ではなく、当たり前の日常の中に隠れていたことに気づきました。

何気ない日常に隠れている、しみじみとした、胸の奥が温かくなるような幸福感は、「もっともっと」を必要としません。それだけで十分に幸せだと満足できるのです。

がんのおかげで、そういう大切なことに気づけたのは、今となっては本当によかったと思います。

もちろんがんにならずに気づくことができたらよかったのですが、自分の性格上、心の底から当たり前の幸せの大切さを実感し、「もっともっと」から抜け出すためには、数度にわたるがん闘病が必要だったのだろうと今では思っています。命に関わるがんでもなければ、自分が命をかけて立ち上げた会社を手放すなどという決断はできなかったと思うのです。

治療の「記念日」を大切に

がんに限らず、辛い闘病を経験した方の中には、治療を終えて日常生活に戻った後はもう闘病のことなど思い出したくもない、とお考えの方もいらっしゃると思います。

しかし、**私の場合は治療の節目を「記念日」として大切にしています。**

治療で乗り越えなければならなかった山場、あるいはマイルストーンともいうべきイベントの日を迎えるたびに、家族とお祝いしています。

例えば、1回目のがんである脳腫瘍が見つかったのは、オーシャンブリッジの創立記念日と同じ6月13日。手術で脳腫瘍を取ったのは7月4日のアメリカ独立記念日。2回目のがんである悪性リンパ腫では、完全寛解の日が11月26日。3回目のがんである白血病では、臍帯血移植の日が4月14日。そして生着日は私の誕生日と同じ5月6日。

こうした日には、これまで再発せずに無事に過ごせたことを感謝し、治療中、大変だった経験を思い出します。

脳腫瘍手術日の7月4日には、手術室の自動ドアを挟んで妻と1歳の娘とバイバイして別れたこと、手術後にICUで面会した妻が「無事に終わってよかった」と涙を流して喜んでいたことが記憶に蘇ります。

移植日の4月14日は、移植患者にとっては第2の誕生日。臍帯血の入った太いシリンジを持ったMY先生の手元を思い出し、臍帯血ドナーさんに感謝します。近畿地方で生まれた当時1歳のA型の女の子の臍帯血をいただいたことで、私は生き延びることができました。その女の子とお母さんへの感謝の気持ちで、毎年この日は西に向かって頭を下げます。

こうして振り返る機会があると、お世話になった医師や看護師さん、ドナーさんをはじめとするみなさんへの感謝の気持ちが蘇るとともに、今の**当たり前の日常が、どんなに貴重でかけがえのないものかを改めて実感できます。**

人間は忘れていく生き物です。あんなに辛かった経験も、時が経つにつれ、その記憶は少しずつ鮮明さを失い、ぼやけたものになっていきます。そして今の生活を、当たり前だと誤解して過ごしてしまいます。

でも、記念日をお祝いすることで、辛かった経験を思い出すとともに、その辛い経験を乗り越えたからこそ、当たり前のように見える今があることを再確認できます。

だから、こうした記念日は私にとって、今の幸せを実感できる貴重な機会となっているのです。

COLUMN

がん患者を応援する

「一番大変なのは患者本人だから」は本当か？

闘病に際して、患者本人や家族に対して「一番大変なのは患者本人だから」と言う人は多いものです。でもこの言葉を聞くと、私は少し違和感を覚えるのです。

私は自分自身ががん患者として、妻と娘の姿を見てきました。一方で、がんと闘病する父や姉、妹を見てきた際は「がん患者の家族」の立場でもありました。本人も、家族も、どちらの立場もそれぞれに大変だと感じています。

自分の体の病気のことならとにかく耐えるのみですが、家族の体の痛みや苦しみは、想像することしかできません。大切な家族だから助けてあげたいのに、苦痛を癒やしてあげることもできず、想像することしかできないというもどかしさには非常に辛いものがあります。

また、患者の闘病により家族の生活も大きく影響されます。日々の面会や看病の苦労はもちろん、治療費の心配や、将来設計の不安などもあります。子どもが小さければワンオペでの育児を患者の看病と並行して担わなければなりません。

そして、自分のパートナーが、あるいは自分の親や子どもやきょうだいが死んでしまうかもしれないという恐怖は、患者本人も想像できないほど大きいと思います。

もちろん身体的には患者が一番大変かもしれません。しかし精神的な負担を考えると、がんの苦しみは患者が100で家族がゼロではないのです。患者には患者の、家族には家族の大変さがあります。どちらが大変かは比べることができないのではないでしょうか。

第4章

がんを乗り越えるためのフレームワーク

がんをどう受け入れ、苦しい治療をどう乗り越えていくかといったメンタル面の課題について、自分の経験を体系化したものをご紹介します。

フレームワークとは「目標達成や課題解決に役立つ思考の枠組み」のことです。

がんとの闘いで気持ちが苦しくなっている方に、役立つ部分があれば幸いです。

がんを乗り越えるためのフレームワーク

ステップ1

がんという現実を受け入れる

1 認知的に受け入れる
2 科学的に受け入れる
3 感情的に受け入れる

ステップ2

目標を定める

1 人生の目標を見直す
2 治ったらやりたいことを考える
3 目標から逆算して治療方針を決める

P.61参照

治療への不安を乗り越えた3つのステップ

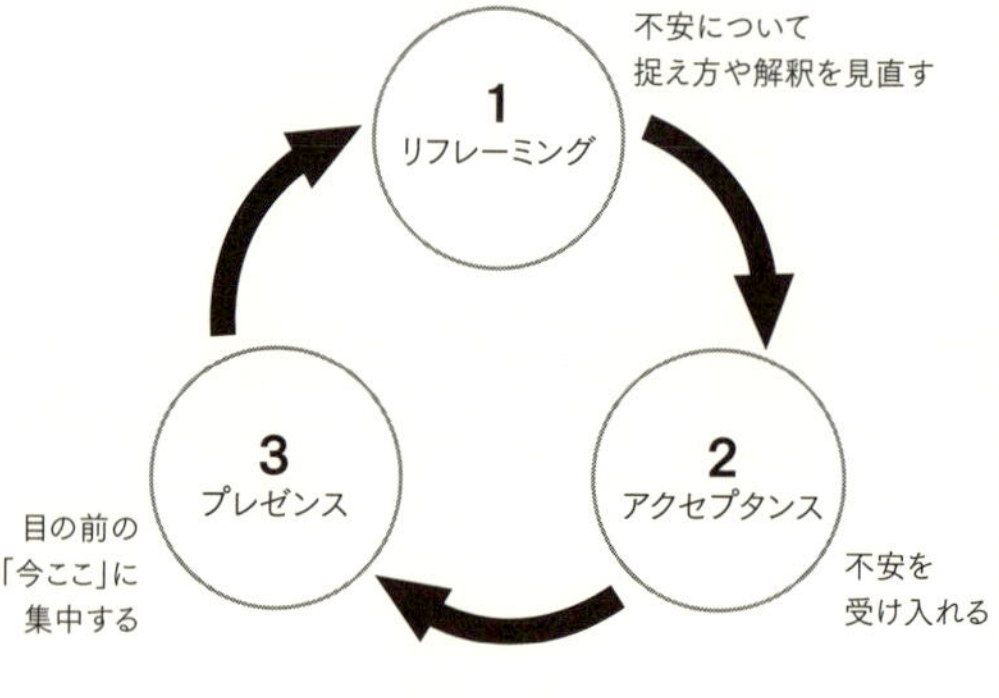

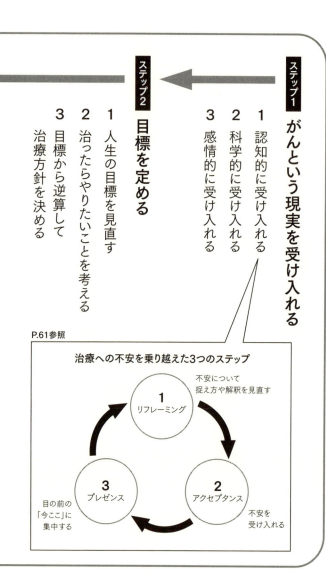

ステップ3

主体的な患者になる

1 病気について勉強する
2 医師に質問して話し合う
3 医師と信頼関係を構築する
4 イメージ療法で治療の効果を高める

ステップ4

「今ここ」に集中する

1 マインドフルネス瞑想
2 後悔と不安を手放すリフレーミング
3 時間についての概念を見直す

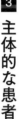

ステップ1
がんという現実を受け入れる

前を向くための3つのアプローチ

フレームワークのステップ1は、「がんという現実を受け入れる」です。告知の瞬間は誰もがショックを受け、目の前が真っ暗になります。告知をどう受け止め、前を向くかというのは、がん患者が最初に直面する課題です。

「自分ががんになるはずがない」と否定したり、辛い治療を拒絶してしまったりと、現実逃避的な行動をとってしまう人もいることでしょう。

しかし、**できるだけ早く、自分ががんであることから目を逸らさずに現実をしっかり受け入れ、その上で治療に向けて覚悟を決める**ことが、その後の治療法の選択や治療の効果に関わってきます。

中途半端な気持ちでいやいや治療を受けるのと、その治療を信じて受けるのとでは、治療効果も違ってくるでしょう。「病は気から」というように、心と体はつながっているのです。

ただし、告知直後にいきなり現実を受け入れる気持ちになれないのは当然ですし、**がんを受け入れるプロセスは段階的に進んでいく**ものですから、すぐには受け入れられなくても心配いりません。

入院が決まり、病院に持っていくものをバッグに入れて準備して、入院し、治療の説明があり、治療が始まって……とバタバタと事態が進んでいく中で、少しずつ現実を受け入れていくのが普通だと思いますし、私もそうでした。

そういう過程で、自分の認知の仕方を変えて納得したり、経験者の話や本の一節などに感情的に励まされたりすることで、少しずつ受け入れられていくものだと思います。

私の経験では、がんを受け入れるためのアプローチには次の3つがありました。

1 認知的に受け入れる

がんに対する自分の考え方や認知の仕方を変えることで、がんを受け入れる方法です。生存率のリフレーミング（視点や枠組みの転換）などの方法で受け入れていきました。

2011年に、最初のがんである脳腫瘍が見つかったときの話です。私はヨーロッパ出張中に、スイスの空港で突然意識を失って倒れました。そして帰国の翌日に脳神経外科のクリニックで受けた検査で、脳腫瘍が見つかりました。

でも、脳腫瘍を告知されたときの自分は意外と冷静でした。というのも、私は学生のころから家族のがん闘病を見てきて、「自分もいずれがんになるかもしれない」と考えていたからです。それに、家族の闘病を支えるために読んだ本から、がんは治る病気になってきていると知っていたということもあります。

だから自分の場合、がんの告知はショックというよりは「いよいよ来たか」という感覚でした。

数日後、放射線腫瘍医をしている友人の紹介で、東京女子医科大学病院（以下、女子医大）の脳神経外科を受診しました。そこで村垣善浩教授（現：神戸大学　未来医工学研究開発センター　センター長／東京女子医科大学　医学部　客員教授）から「これは神経膠腫《こうしゅ》、グリオーマという悪性の脳腫瘍ですね。検査画像から判断すると、グレードは3か4でしょう」と診断されました。グレードについては、手術で腫瘍を取って病理検査してみないと分からないといいます。

先生から手渡されたグリオーマの説明用紙には、5年生存率の全国平均が書いてありました。

グレード3は25％、グレード4は6％とありました。

この**生存率の数字には、がん告知のとき以上に大きな衝撃を受けました**。仮にグレードが3だったとしても、4人に1人しか生きられないし、グレードが4であれば10人に1人も生きられないというのです。

一方、診察の後に知ったことですが、女子医大のグリオーマの治療成績は非常に良く、生存率は全国平均を大きく上回っていました。女子医大のグレード3の5年生存率は78％、グレード4の場合は13％。グレード3の場合の生存率は3倍以上も違うのです（注：各生存率は2011年当時の値です）。

女子医大での治療を前提とした場合、グレードが3だったら生きられる可能性は高いと言えます。一方、グレードが4だった場合は女子医大でも生存率は13％と、非常に厳しいということです。

このとき、「**自分は死ぬかもしれない**」と思いました。

人生で初めて、自分が死ぬという可能性を現実のものとして感じました。

でも同時に、当時1歳の娘が成長して大人になっていく姿を見届けずに死ぬわけにはいかない、とも強く思いました。このとき、自分の〈人生の目標〉を「**娘の二十歳の誕生日を家族3人でおいしいお酒で乾杯してお祝いする**」ことだと決めました。

そして生存率について次のように考え直しました。

「統計的に生存率が何%であろうと、自分にとってはゼロか100か。生きるか死ぬかのどちらかしかない。**生存率が0%ではないということは、実際に生き残っている人たちがいるということ**。自分だってそこに入る道はあるはずだ。

だから、グレードが何であろうと生き残るほうの集団に入るために、病気や治療のことを調べて、自分の頭で考えて、先生に相談しながら、一つ一つ最善の判断をして、治療を乗り越えていこう」

こう考えて、必ず脳腫瘍を乗り越えようと心に決めました。

これが、私が脳腫瘍を受け入れた経緯です。低い生存率という厳しい現実を、生存率の捉え方を変える「**リフレーミング**」によって認知的に受け入れることができました。

リフレーミングとは、ものごとの捉え方や解釈を変えることを言います。自分がものごとを見ている枠組み（フレーム）をいったん外して、新しい視点から捉え直すことです。

私ははじめ、5年生存率を「5年後に自分が生きていられる確率」だと捉えていました。自分ではどうすることもできない、天から運命的に決められてしまった確率のようなものだと。

でも、生存率はあくまで集団を対象とした統計的な数字に過ぎず、自分という個人にとっては**死ぬか生きるか、ゼロか100かのどちらかしかない**わけです。中間の数字はあり得ません。

そして生存率がどれだけ低くても、ゼロでない限りは生きている人が現実にいるということです。生存率が低いからといって、死ぬと決まったわけではないのです。だからグレードが何であれ、生き残るほうの集団に入るために最善の治療を選択していこうと、治療を乗り越えていく覚悟を決めました。

このように、生存率の「リフレーミング」により認知的に脳腫瘍という現実を受け入れ（アクセプタンス）、目の前の治療に集中していくことができました（プレゼンス）。

この3つのステップを図で表したのが61ページで紹介した「治療への不安を乗り越えた3つのステップ」です。

2 科学的に受け入れる

続いては病気や治療について医学的な情報を徹底的に調べて、医師と話し合って、納得して受け入れていく方法です。自分自身で積極的に病気や治療について情報収集し、分からないことは医師に質問して、話し合っていく中で受け入れていきました。

脳腫瘍の治療から2年後の2013年春、左足に頻繁に激痛が走るようになりました。女子医大で腰のMRI検査をしてもらうと、検査画像に腫瘍が写っていました。

国立がん研究センター中央病院で生検を受けたところ、悪性リンパ腫との診断です。2度目のがん告知でした。標準治療はあるものの、その生存率は40%。私は悪性リンパ腫や白血病などの血液のがんに強い病院を探して虎の門病院に入院を決め、すぐに抗がん剤治療が始まりました。

治療が少し進んだころに、医師から、「根治を目指すために造血幹細胞移植を受けてはどうか」という話がありました。私のタイプの悪性リンパ腫の場合、抗がん剤治療だけだと、いったん寛解しても（検査でがん細胞が見つからない状態になっても）、再発してしまうケースが多いといいます。だから、根治を目指すなら造血幹細胞移植を受けたほうがよいと告げられたのです。

しかし、第1章でも述べたように、造血幹細胞移植はその治療自体が原因で命を落としてしまう**治療関連死が3～4割もある、リスクが高い治療**です。治療の苦痛も非常に大きいと知っていました。こうした理由から、移植をなかなか受け入れられずに迷っていました。

私は、移植以外に私の病気が根治する方法は本当にないのかと、ネットであらゆる情報を探しました。私のタイプの悪性リンパ腫で、移植をせずに化学療法だけで治療して治した事例を探して、海外の学術論文を検索して調べました。

もちろん、素人の自分が専門的な医学論文を読んでも、分からないことがたくさんあります。**だから医師にたくさん質問しました。**毎朝の回診のときに担当医のMY先生をつかまえて、前日に読んだ論文についての質問をぶつけました。

そのようにして自分で論文を調べて、医師と何度も話し合った結果、最終的には、アメリカの論文にあった化学療法だけで治す治療法を選択することに決めました。**移植は受けないという決断をした**のです。

先生たちも私の決断を尊重してくれて、この化学療法を受けた結果、幸いなことに悪性リンパ腫は寛解に至りました。退院後も論文に従って維持療法を続け、10年以上経った今も再発はありません。

このときの経験は、がんの治療法について科学的に検討して受け入れた例です。医師から提示された治療を受け入れられずに、悩んだり迷ったりする中で、自分で論文を調べて、医師とも何度も話し合って、納得して治療法を決めました。その結果、**「この治療で病気を乗り越えるんだ」という覚悟が決まり、その後は迷うことなく治療に集中することができました。**

3 感情的に受け入れる

感情的に受け入れるとは、闘病記を読んだり先輩患者と話したりすることで、その言葉に励まされ、勇気をもらって受け入れていく方法です。身近な家族や友人の応援から力を得て、前を向いて治療に向き合っていくのも感情的な受け入れと言えます。

ここでは、私が苦しい治療を感情的に受け入れたときの経験をご紹介します。第1章で述べた、白血病のときの話です。

私の急性骨髄性白血病を治すためには、造血幹細胞移植が唯一の選択肢でした。悪性リンパ腫のとき、治療の辛さ、苦しさ、そしてリスクの高さから避けた治療です。**この治療を受け入れることは自分にとっては大きな問題**でした。

このとき助けられたのが、第1章でも紹介した先輩患者・ゆうきさんの言葉でした。

〈移植治療は思っていたより楽かもしれませんし、終わってしまえば身体の苦しさはすぐ忘れるものです〉

移植治療に怖気づいていた私は、この言葉にものすごく勇気をもらいました。入院中に何度も繰り返し思い出し、そのたびに勇気づけられ、励まされ、治療に向けて背中を押してもらうことになりました。

また、同じ病棟に入院していた高齢患者のまさぞうさんにも勇気づけられました。周囲の患者さんはもちろん、医師や看護師さんたちからも「まさぞうさん」と呼ばれて親しまれていた彼は、「僕がパワーを送った患者さんは、みんな移植して元気になって退院していっているから、高山さんも大丈夫！」と言って、私の手を強く握ってくれました。その握力の強さに何度も励まされました。

移植を経験した先輩患者のこうした言葉には、理屈ではない強さがあります。自分が怖気づいている治療を実際に乗り越えた先輩患者さんを目の前にすると、「**みんな乗り越えられたんだから、きっと自分だって乗り越えられるはず**」と勇気づけられます。

これらは感情的にがん治療を受け入れた例です。苦しい治療を実際に乗り越えた先輩たちの言葉には、本当に力があると強く感じた経験でした。

大変残念で悲しいことに、ゆうきさんもまさぞうさんも、その後天国へ旅立っていかれました。でもお二人からいただいた言葉やパワーは、今でも私の中に生き続けています。

生存率2%でも生きている患者がここにいる

ここまで、私ががんという現実と苦しい治療を受け入れた、3つのアプローチについてお話ししました。がんとその治療をしっかり自分の気持ちの中で受け入れて、治療に向けて覚悟を決めることは大切です。それが治療の効果にも影響してきますし、苦痛を乗り越える上での力になります。

そこで、**がんを受け入れるための参考として、ぜひお伝えしておきたいこと**があります。私自身の5回のがんの5年生存率です。以下の通り、大腸がんと肺がん以外は非常に低い数字でした。

・悪性脳腫瘍（グリオーマ　グレード3の当時の全国平均）：25％
・悪性リンパ腫（B細胞性リンパ芽球性リンパ腫の当時の全国平均）：40％
・急性骨髄性白血病（二次がんと複雑核型の2つの予後不良因子があり、造血幹細胞移植をし

た場合の医師から説明された生存率）：30％
・大腸がん（直腸がんステージ1の全国平均）：96％
・肺がん（臨床病期ⅠＡ2期の2010年全国肺がん登録のデータ）：81・4％

この5つの数字を掛け合わせると、

25％×40％×30％×96％×81・4％≒2・3％

となります。**5回のがんを全て生き延びる5年生存率が、約2％**ということです。

でも、私は元気に生きています。最初の脳腫瘍から13年、悪性リンパ腫から11年、そして急性骨髄性白血病から7年が経過した今も、再発することなく自宅で普通の生活を送っています。

一般にがんは治療後5年経過すると、その後の再発率は大きく下がることから、治ったとみなされることが多いので、これら3つのがんは治ったといえます。

その観点では、4回目のがんである大腸がんは手術から4年、直近の肺がんは手術から2か月（執筆時点）ですので、まだ治ったと考えるには早いといえます。この2つを除外して、5年経過している3つのがんだけで計算しても、掛け合わせると生存率は3％です。

3%の生存率でも、実際に生き残っているがんサバイバーがここにいる、ということを知っていただきたいのです。

だから、もしがんを宣告されて、その5年生存率が低くても、諦めないでください。**2〜3%の生存率でも、がんを乗り越えて元気に暮らしている元患者もいる**のだと思って、どうか希望を捨てないでください。

私もみなさんと同じでした。がんを告知され、低い生存率を知らされ、自分はあと数年で死ぬのかもしれないと絶望しました。

それでも、なんとかして生きたいと強く願い、治療を乗り越えてきました。この本に書いたようなやり方で。

その結果、今があります。2%の狭き門をくぐり抜けたのです。**生存率が低くても、ゼロでない限り、その低い生存率に入って生き延びている人は現実にいる**のです。

医師は生存率に関係なく患者を治そうとしている

悪性リンパ腫が見つかったとき、国立がん研究センター中央病院の医師からは、「この悪性リンパ腫は標準治療があり、どこの病院で治療しても5年生存率は40%です」と言われていました。**どこの病院に行ったとしても、半分以上は助からない**ということです。

しかし、私はそれでは困る、なんとしても娘の二十歳の誕生日まであと17年生きたい、と考え、少しでも治してくれる可能性の高い病院はないかと自分で探しているとき、妻がNHKのサイトで虎の門病院の谷口先生のインタビューを見つけてくれました。「プロフェッショナル仕事の流儀」に谷口先生が登場したときの内容をまとめたページでした。

一人一人の患者と真剣に向き合う先生の姿勢を知って、「この先生なら治してくれるかもしれない。生存率40%に入るような治療をしてくれるかもしれない」と思い、すがるような思いで虎の門病院へ行くと、ひと通り私の話を聞いた谷口先生は、「**じゃあ、治しにいきましょう**」と力強く言ってくれました。

この言葉の心強かったこと。まさかそんなことを言ってもらえるとは思っていなかったので、うれしかったと同時に、驚いた気持ちが大きかったことを覚えています。希望の光が見えた瞬間でした。

その3年後、前著を出版した後に、できあがった本を持って谷口先生にお礼に伺ったとき、先生に質問してみました。

「生存率が40%だと分かっているのに、治しにいきましょう、と言ってくださったのはどうしてですか?」

すると谷口先生は、
「自分は患者さんを治すのが仕事です。確かに生存率などの統計上明らかなように、治らない患者さんも一部いるのは確かです。でも**自分は医者だから、全ての患者さんを治しにいくんです**」
と答えてくださいました。その言葉を聞いて、胸が熱くなりました。

患者はもちろん自分の病気を治したいと思っています。ただ、医師の側には「この患者は難しいな」といったような、ある程度の割り切りがあるのかもしれないと勝手に思っていました。でも、そんなことはありませんでした。先生は全ての患者を治そうとしていたのです。病気を治すというのは、患者と医師に共通した目標なのです。

だから、患者自身も病気と真剣に向き合い、病気や治療のことを勉強すべきです。そして医師と話し合いを重ね、目標を共有し、信頼関係を深めていきましょう。そうやって主体的に治療に臨めば、きっと**病気の治癒という、医師と患者の共通の目標に到達できる**はずです。

治療を否定したくなる気持ちと闘う

がんには辛い治療のイメージがあるので、「怖い手術や辛い抗がん剤治療を受けなくてもどこかにがんを治す秘策があるはず」と、現実から逃げたくなる気持ちも痛いほど分かります。

実際、「抗がん剤は効かない」「がんは放置するのがよい」などとがんの三大治療（手術、放射線治療、抗がん剤治療）を否定するような、患者にとって耳触りのよいキャッチーな極論をタイトルにした本もかつて話題になりました。著者が大学病院の医師だったりすると、内容も信頼できそうに思えます。がんという過酷な現実を前にして、そうした安易な道に逃げたくなってしまうかもしれません。

でも「抗がん剤が効かない」のが本当なら、世の中から抗がん剤はなくなっているはずですし、**放置でいいならがん治療そのものがなくなっているはず**です。

これは、「抗がん剤が効かないがんもある」「焦って手術しなくても、放置（正確には経過観察）していればよいがんもある」という事実から、世間の注目を集めるために一部を切り抜いて極端に単純化して表現しているものと考えられます。極論には注意が必要です。

自由診療クリニックの高額ながん治療の問題点

ネットを検索すると、「副作用の少ないがん治療」「ほぼ全てのがんに対応」「ステージ4でも諦めない」などの甘い言葉が並んだクリニックのページがたくさん見つかります。

そうしたクリニックは、「免疫××療法」「遺伝子××治療」などといった治療を、数十万円から数百万円もかかるような高額な自由診療として提供しています。驚くほど高額ですが、有名大学や有名病院出身の医師が提供している場合もあり、期待してしまいそうになります。

しかし、本当にそれらの治療でがんが治るのであれば、その効果を裏づける十分なエビデンスがあるはずです。そして臨床試験を経て保険適用となって、高額な自由診療ではなく、保険診療として、**総合病院や大学病院を含めた多くの病院で提供されているはずです**。そうなっていないのは、**有効性と安全性が確認されていないから**です。「お金持ちだけが受けることができる最先端の秘密の治療」だからではありません。

全ての自由診療のクリニックを否定するつもりはありませんが、実際に、「治療」というより「医療ビジネス」として経営されている金儲け主義のクリニックもあるようですので注意が必要です。「ちゃんとした医師がやっているから大丈夫」とは必ずしも言えない世界なのです。

こうしたがんの自由診療の問題点については、巻末の参考図書に挙げた『がん「エセ医療」の罠』（岩澤倫彦著／文春新書）が大変参考になります。

かく言う私自身も、こうした自由診療のクリニックに関して2つほど苦い経験があります。

約20年前に妹が乳がんで闘病していたときの話です。妹のがんは肝臓にも脳にも転移してしまったため、国立がん研究センター中央病院の主治医から「もう積極的な治療の手段がないので、そろそろ地元でホスピスを探し始めたほうがいいです」と告げられました。

それまでに免疫細胞療法について調べていた私は「自由診療の免疫細胞療法などは効果がないのでしょうか？」と質問しました。

もちろん答えは「効果はありません」というものでした。

続けて「もし先生が妹と同じ立場になっても、自由診療のがん治療は受けませんか？」と質問しましたが、もちろん答えは「受けません」というものでした。

あまりにもきっぱりした回答だったこともあり、自由診療に期待することはやめました。

それでも、妹が治ることを諦めてホスピスを探すということは、私も妹の夫もどうしてもできず、**治す方法がまだあるはずだと信じて、代替療法を提供する病院に妹を連れていったりしました。**

しかし残念ながらしばらくの後、妹は天国に旅立ってしまいました。

また実は私自身、自由診療の漢方専門クリニックで高濃度ビタミンC点滴を受けた経験があります。このクリニックにはがんの再発予防と帯状疱疹後神経痛の緩和を目的に行ったのですが、問診の後この高濃度ビタミンC点滴を勧められ、「なぜ漢方医がビタミンCの点滴を？」と思ったものの「がんにも痛みにも効くから」と言われ、半信半疑で点滴を受けました。

会計のとき、点滴と私の症状に合わせて調合されたという1か月分の漢方薬で**合計10万円を請求され、耳を疑った**のを覚えています。高額で、なぜかピッタリ10万円。診療明細も何もないため内訳は分かりません。

このとき、治療内容も治療費の金額も、院長が患者の足元と懐具合を見て適当に決めていると確信し、そのクリニックでの治療はやめました。

あとで調べてみると、高濃度ビタミンC点滴は自由診療のクリニックの金儲けに使われる常套手段のようでした。高くつきましたが、いい勉強になりました。

ちなみに治療費についての参考として書きますが、私は脳腫瘍の治療では標準治療としてがんの三大治療を2か月で全て受け、全部が保険診療で、自己負担額は合計で十数万円でした。最先端の術中MRIを使った手術も含まれています。つまりこの手術も保険診療の範囲内です。だから健康保険と高額療養費制度の恩恵を受けることができて、**自己負担額は予想を大幅に下回りました**。会計のときに、漢方専門クリニックとは別の意味で「間違いではないか」と思ったほどです。

「標準治療」こそが「最高」の治療

私は脳腫瘍以外の4つのがんも、全て手術、放射線治療、抗がん剤治療のいずれかもしくは組み合わせによる標準治療を受けています。**がんを治すのに最も効果が高く副作用も少ないのが標準治療**です。

世界中の病院で数多くの患者を対象とした臨床試験を通じて、その有効性と安全性が確認され、世界中の病院で提供されているのが「標準治療」です。

「標準」という名前を見ると、もっと「上級」の治療があるように感じるかもしれません。お金持ちやセレブだけが受けることのできる「上級治療」が秘密裏に提供されているのではないか、と。

でもそんなものは存在しません。**実際は「標準治療」こそが世界で「最高」「最善」の治療**です。がんを治すのに最も確実で安全な道なのです。

有名な話ですが、アップル創業者のスティーブ・ジョブズは膵臓がんが見つかったとき、病院での手術を拒絶し、代替療法（民間療法）に頼りました。しかし徐々に健康状態は悪化し、最終的には手術を受けることになります。本人はこの選択を後悔し、もっと早く手術を受けるべきだったと語っていたそうです。

病院での治療を拒絶しても、**がんが消える秘策などどこにもありません**。がんという現実、そして標準治療が最善の治療だという科学的事実をしっかり受け入れて、病院での治療に臨むことが大切だと思います。現実から目を逸らさずに、覚悟を決めて、標準治療でがんを治療していきましょう。

なお、標準治療が最善である理由については、巻末の参考図書にある『世界中の医学研究を徹底的に比較してわかった　最高のがん治療』（津川友介・勝俣範之・大須賀覚著／ダイヤモンド社）が非常に参考になります。がん患者さんやそのご家族には一読されることを強くお勧めします。

ステップ2

目標を定める

がんを乗り越えるフレームワークのステップ2は、「目標を定める」です。目標を持つことで、治療の方針が立てやすくなりますし、長く苦しい治療を乗り越えていくための力にもなります。

1 人生の目標を見直す

がんを機会に、自分の生き方を見直し、人生の目標を考え直すがん患者さんは多いと思います。人は自分の死の可能性に直面したときに、**これまでの人生を振り返り、残りの人生をどう生きるべきかを考え直します。**

私が過去の闘病経験で、どのように生き方を見直して人生の目標を変えたのか、そしてその目標ががんを乗り越える上でどのような役割を果たしたのか、お話ししていきます。

第1章でも述べたように、がんを経験するまでの私にとって**「自分が起業した会社を一生経営し続ける」というのが人生の目標**でした。仕事が好きで、仕事が趣味のようなものでした。

家族を大切にすべきとか、健康に留意すべきとか、そうしたことは頭では分かっていましたし、自分なりに家族を大切にする気持ちはあったのですが、実際は昼も夜もなく、平日も週末もなく、仕事ばかりしていました。

ところが最初のがんである脳腫瘍が見つかって、最悪の場合、5年生存率が6％という厳しい現実を前にしたとき、大きな衝撃を受けました。最初に考えたのは生まれたばかりの娘のことでした。当時、娘はまだ1歳。この子が二十歳になるのを見届けるまでは、絶対に死ぬわけにはいかないと強く思いました。そして人生の目標が自然と生まれました。

「娘の二十歳の誕生日を、家族3人でおいしいお酒で乾杯してお祝いする」

がんが見つかって死の可能性に直面したときに、自分の人生の優先順位ががらりと変わりました。自分の人生で何が一番大切かが明確になりました。**今、優先順位の1位は家族です。**自分の命より大切なものです。2位は自分の健康です。

3位以下となった仕事については、第1章で述べたように、度重なる闘病を理由に会社を売却して手放しています。がんにならなければ想像もできない決断でした。でもそのおかげで、今では家族と自分の健康を優先した幸福な生活を手に入れることができています。

2 治ったらやりたいことを考える

前述の「人生の目標」のような長期的な目標だけではなく、**治療を乗り越えて退院したらこれをやりたい、病気を治してこれをやりたい、という短期的な目標**を持つ人も多いでしょう。「一日も早く社会復帰する」という目標を定めるケースは多いかと思います。

また病気を機に、これまでやりたくてもなかなかできなかったことを思い切って実行に移すというケースもあるかもしれません。時間に余裕を持てる仕事に転職する、という目標を持った人もいました。

私も、長期的な人生の目標だけでなく、退院したらやりたい短期的な目標もいろいろありました。

白血病のときのお話です。私はこの病気が見つかる直前に会社を売却して自由になっていたことから、家族と海外旅行やコンサートなどに行く約束をしていました。娘が生まれたころから聴かせていたビートルズのメンバー、ポール・マッカートニーが来日するということで、コンサートのチケットを3枚確保しました。

でも私が入院することになり、そのチケットは泣く泣く友人に譲ることに。その後、ポールが次の年にも来日するかもしれないと聞き、退院したら今度こそ絶対にコンサートに行こうと家族と約束したのです。

その後、私は臍帯血移植を乗り越え、ポールは無事に再来日し、家族との約束を果たすことができました。娘にポールが歌う「レット・イット・ビー」を目の前で聴かせることができ、感無量でした。

3 目標から逆算して治療方針を決める

目標がはっきりしていると、治療で難しい判断を迫られたときも迷わず決断できます。

脳腫瘍のとき、手術の方針について難しい選択を迫られました。脳の奥のほうに入り込んだ腫瘍まで切除すると、後遺症で左半身麻痺になるかもしれない。でもその腫瘍を取り残すと、いずれ再発して命に関わるかもしれない、どうするか……という選択です。

これは、車椅子生活になったとしても長く生きることを選ぶか、それとも短い人生でもこれまで通りの生活を選ぶかという、命の長さかQOLかの選択でした。

それはすなわち、「**自分はどう生きたいのか**」ということです。

私は、「なんとしても娘の二十歳の誕生日まで生きたいんです。麻痺が残って、一生、車椅子生活になってても構いません」と女子医大の村垣先生に伝えました。先生はそれを踏まえた適切な腫瘍の摘出方針を提示してくれました。結果として手術は成功し、半身麻痺も覚悟した後遺症は視覚障害だけですんだ上、手術から13年経った今も再発もなく元気に暮らしています。

このように治療上の難しい意思決定を下す場面でも、**目標が明確になっていれば、その目標に基づいて判断できます**し、その目標を医師と共有して話し合うことで、納得のいく治療方針を見つけることができます。

2度目のがんである悪性リンパ腫で入院していたときにも、私は谷口先生たちと目標を共有していました。造血幹細胞移植を受けるかどうかについて悩んでいたときも、「高山さんはあと17年生きる必要がありますよね。それを考えるとどちらかと言えば移植を受けたほうがいいかもしれません」などと、先生たちは目標ベースでアドバイスをくれました。

また看護師さんとも目標を共有していたため、医師とはまた違った視点でアドバイスをもらえました。

こうした経験から、**医師や看護師さんと目標を共有することは、納得性の高い、より良い治療につながる**と私は考えています。

目標とは、死ぬわけにはいかない絶対的な理由

5回のがん闘病の中でも、第1章で述べた白血病は、最も辛い闘病でした。臍帯血移植治療を8か月にわたって受け、その間、苦しいこと、辛いことがたくさんありました。

入院中は家族3人で写った写真を見て、「なんとしてもこの治療を乗り越えて、退院して家族の待つ家に帰るんだ」と強く思っていました。

生死の境をさまよった夜のことも第1章で述べましたが、意識が朦朧とする中でも、ベッドサイドに置いた家族写真を見ながら、「絶対にこの家族の待つ家に帰る。そして娘の二十歳の誕生日を家族でお祝いする」と信じて疑いませんでした。

私にとって人生の目標は、別の言い方をすると、「**がんで死ぬわけにはいかない絶対的な理由**」です。娘の二十歳の誕生日を見届けるまでは自分は絶対に死ぬわけにはいかない。だから、必ずがんを乗り越える。この家族の待つ家に帰る。闘病中、苦しいときこそ、枕元に置いた家族写真を見ながら、常にそう思っていました。

その思いが、**辛く苦しい治療を支えてくれ、死の淵から救ってくれ、今の平穏な生活へ導いてくれた**のです。

ステップ3

主体的な患者になる

がんを乗り越えるフレームワークのステップ3は、「主体的な患者になる」です。治療を医師や家族などの人任せにせず、患者自身が積極的に治療とその意思決定に関わることは、効果的かつ納得感のある治療のために重要だと私は考えています。

「先生に全てお任せします」は命に対して無責任

医師と患者の間には、どうやっても埋めることができない情報格差が存在しています。それは事実です。それに、患者は体に辛い症状があったり、不安で落ち着かない状態にあったりして、病気や治療法について調べたり考えたりする気力が湧かないということもあるでしょう。

でも、だからといって、**「私は病気のことは分かりませんから、先生に全てお任せします」というような態度は望ましくない**と思います。病気は自分の体に起きていることであり、自分の命に関わることです。その自分の命に関わる意思決定を、全て他人に丸投げしてしまうというのは、自分の命に対して無責任ではないでしょうか。

今はネットや本など、自分でいくらでも情報収集ができる時代です。そして以前よりも、患者の話にきちんと耳を傾けてくれる医師は増えていると思います。

だから、患者は自分から病気や治療について情報収集して、**積極的に医師と話し合って、治療に関わっていくことが望ましい**のではないでしょうか。それが納得のいく治療につながり、病気の治癒につながっていくのだと私は考えています。

そうした主体的な患者になるには、以下の3つのステップがあるように思います。

1 病気について勉強する

患者自身が自ら病気や治療に関する情報を収集し、知識を得る。自分はどんな病気でどんな病状なのか、自分のがんの進行度（ステージ）や悪性度（グレード）はどのような状態なのか、予後や生存率はどうなのか、治療にはどのような選択肢があるのかなどをネットや本で調べます。

一番役に立つのは国立がん研究センターが運営している「がん情報サービス」というサイトです。あらゆるがんについて、病気の特徴、治療の選択肢、予後など、患者が知りたい、あるいは知っておくべき情報が網羅的にまとめられています。**各種のがんに関する基本的な情報は、ここでひと通り学べる**と言ってよいと思います。

▼がん情報サービス（国立がん研究センター）　ganjoho.jp

まずはこのサイトで自分のがんのページにひと通り目を通すのがおすすめです。私自身もいつも利用している、大変便利で有用なサイトです。

また、**大学病院などのサイト**では、各診療科のページにて、対象とする病気とその治療法、患者数、手術件数などの情報や、場合によっては生存率などの治療成績まで提供していることがあります。

その病院の特徴的な治療法、例えば得意とする手術の術式（腹腔鏡下手術など）や先端的な設備（手術支援ロボットなど）について紹介していることも多いので、治療法の選択肢について学ぶ際はもちろん、病院選びの際にも参考になるはずです。

2　医師に質問して話し合う

1のようにして調べた結果、病気や治療について分からないことが出てくることでしょう。

そうしたことを医師に質問して、治療方針について話し合います。**医師に質問することを遠慮する必要はない**と私は思います。医師も患者を助けたいと思っています。自分の命のために病気のことを調べて、分からないことを質問してくるような一生懸命な患者であれば、なおさらではないでしょうか。主体的に治療に取り組む患者からの質問には真摯に答えてくれると思います。

「先生はいつも忙しそうで、質問しにくい」という話も聞きます。質問したタイミングで医師が忙しくてどうしても時間がとれないという場合は、別途話をする時間をとってくれるはずです。医師に直接質問しにくければ、**看護師さんに相談するのもよい**と思います。医師と調整して、直接話をする時間を確保してくれることがありました。

私は、優秀な医師ほど患者からの質問には真摯に答えてくれるように感じています。医師としての自信や自負があれば、目の前の患者を助けたいと思うはずですし、そのためにも患者の質問には答えてくれることでしょう。

3 医師と信頼関係を構築する

日々の治療の中で、医師への質問や相談などの積極的で率直なコミュニケーションを積み重ねることで、自然と医師との信頼関係は深まっていきます。

特に**治療の方針などの本質的な相談をすると、自分の人間性が医師に伝わります**し、医師の人間性も垣間見えます。そうしたことが積み重なって、お互いの信頼関係が築かれていきます。「ステップ2：目標を定める」でも書いたように人生の目標を医師と共有することも、医師との信頼関係の構築につながります。人生の目標は自分という人間の根本的な価値観を表しています。それを医師に伝えることで、医師が自分のことをよく理解してくれるようになります。

その理解がベースとなって、治療に関する相談はもちろん、雑談などもスムーズに進みやすくなるものです。そうしたさまざまなレベルのコミュニケーションの積み重ねで、お互いの信頼関係が構築されていくというのが私の実感です。

4 イメージ療法で治療の効果を高める

私は抗がん剤治療や放射線治療などの際、自分でできることとしてイメージ療法を実践していました。イメージ療法とは、**治療が効いているイメージを頭の中で具体的な映像として描くことで、治療の効果を高めることを期待する**ものです。第1章の「のりこちゃんの歌」もイメージ療法の一環です。

今受けている治療が効いて、体の中のがん細胞が消えていくイメージを思い描く、というかたちで実践していました。

ポイントは、**できるだけ具体的なビジュアルイメージを頭の中に描くこと**です。そのため、ネットでがん細胞の画像や、抗がん剤が効く機序（メカニズム）を調べ、自分の体の中で、抗がん剤ががん細胞を殺していくイメージ映像をできるだけ具体的に、頭の中で描けるようにしました。

今、中心静脈に点滴している抗がん剤が、血管を通じて腫瘍に届き、一つ一つのがん細胞のＤＮＡに作用して、その細胞の複製を邪魔し、それによりがん細胞が死んでいき、腫瘍が小さくなっていく……と、このような具合です。

効果があるかは分かりません。でも、**がんを治すためにできることはなんでもやろう**という思いで取り組んでいました。

治療自体に患者が直接手を出すことはできませんが、「病は気から」の「気」の部分で治療に間接的に関与することはできます。その意味で、治療の効果を高めるためのイメージ療法も、主体的な患者の取り組みと言えるのではないでしょうか。

「医者が治すのではなく、自分の力で治すんです」

「ステップ1：がんという現実を受け入れる」でも書きましたが、私は悪性リンパ腫のとき、造血幹細胞移植を受けるかどうか、非常に迷いました。移植をせずに化学療法だけで治した事例を探そうと、ネットで海外の学術論文を探して、トータルで40～50本ほど読みました。

そうやって調べたことをもとに、**毎朝の回診のときに担当医のMY先生に質問しました**。すると先生はその論文にさっと目を通し、丁寧に質問に回答してくれるのです。さすがに素人の私が目をつけるような論文は先生もすでに読んでいるため、私の質問にもすぐに答えてくれました。その先生の解説をもとに、また私はネットで調べ、別の論文を読み、翌朝それについて先生に質問します。

本当に毎朝のことで、毎回短時間というわけでもなかったのですが（5分からときには30分も）、先生は常に真剣に質問に向き合ってくれました。

そのおかげで、私は「造血幹細胞移植は受けない」という大きな決断をすることができ、化学療法のみで無事に寛解に至りました。

治療を終えて、虎の門病院を退院するときの話です。

MY先生に「治していただいてありがとうございました」とお礼を言いました。すると、先生は言いました。

「**病気は医者が治すのではなくて、患者さんが自分の力で治すんですよ。**自分たち医者はそれをお手伝いしているに過ぎません」

こうした謙虚な言葉をさらっと言える先生に感動してしまいました。

もちろん世の中の全ての医師が、このような思いで患者に向き合っているわけではないかもしれません。でも私の経験上、優秀な医師は、みんな共通して謙虚で患者思いでした。私が投げかける質問や相談にも真摯に答えてくれたのは、目の前の患者の命を救いたいという医師としての矜持《きょうじ》があったからだと考えています。

そして、この言葉は謙虚さから出たものであると同時に、真理でもあると思うのです。**病気は医者が治してくれるものではなく、あくまでも自分の体の自己治癒力や回復力、免疫力で治すもの。**そしてそうした体の治す力を引き出すのは、治そうという自分の強い気持ち。だから自分の命の主導権をしっかり握って、主体的な患者でいようとする姿勢を忘れてはならないと、私は思います。

ステップ4

「今ここ」に集中する

がんを乗り越えるフレームワークのステップ4は、『今ここ』に集中する」です。「今ここ」というのは、マインドフルネス的な考え方であり、現在のこの瞬間に意識を集中し、その瞬間をありのままに受け入れるというものです。

がん患者が到達するのはある意味、悟りの境地

がんの治療には、「辛い治療を受けても治らないかもしれない」「苦しい副作用がいつまで続くのだろう」と、未来を考えて不安になる場面がたくさんあります。

あるいは、過去を振り返って、「どうしてもっと早く病院に行かなかったんだろう」「あのころもっと健康に気を使っていれば、がんにならなかったかもしれない」などと後悔することも多々あるはずです。

でも、精神的にも身体的にも苦しく辛い治療を乗り越えていくためには、そうした**未来への不安や過去の後悔を手放して、「今ここ」、目の前にある困難を乗り越えることに集中する**必要があります。

別の言い方をすると、患者としては、これからの治療の不安をいろいろ考えてみたところで結局できることはなく、とにかく治療を一つ一つ乗り越えていくことしかできない、ということでもあります。

患者が置かれるその状態は、ある意味では**悟りの境地のようなもの**です。全てを受け入れて、目の前の一瞬に意識を集中するのです。まさにマインドフルネス瞑想が目指すところに近いものがあります。

心に浮かぶ不安や後悔にとらわれることなく、それらも含めて、ありのままの現実を受け入れます。そして「今ここ」の瞬間に意識を集中して、目の前の治療や困難を一つ一つ乗り越えていきます。

ここでは、私が「今ここ」に集中するために使ってきた方法をいくつかご紹介します。

1 マインドフルネス瞑想

マインドフルネス瞑想は、自分の呼吸や身体の感覚を意識することで、「今ここ」に集中する練習です。

ありのままの自分を見つめ、心に浮かぶ不安や後悔に気づいてそれを認めることにより、それにとらわれず手放していきます。そうすることで**心の平穏を取り戻し、ストレスを軽減する手法**なのです。

マインドフルネス瞑想についてはすでに多くの書籍などで紹介されており、いろいろな流儀や考え方があります。

以下にご紹介する方法は、私自身が何冊も本を読み、試行錯誤しながら瞑想に取り組んできて、最終的に落ち着いたやり方です。

1. 姿勢を整えます。どんな姿勢をとるかにもいろいろな考え方がありますが、私自身は寝る前に行なっているので、仰向けになって目を閉じています。あるいは床にあぐらをかいたり、椅子に座ったりして行なうこともあります。

2. 「4－7－8呼吸法」を3回行ない、心を静かに落ち着けます。

〈4－7－8呼吸法〉

①4つ数えながら、鼻から息を大きく深く吸い込む。

②息を止めて、7つ数える。

③8つ数えながら、口から息をゆっくり吐き切る。

3．通常の腹式呼吸に戻し、ゆっくり鼻から息を吸って、ゆっくり鼻から息を出すことを繰り返します。

4．呼吸に意識を集中します。特に空気の流れ、例えば鼻から息を吸ったときに鼻の奥が涼しく感じることや、胸やお腹が膨らんだりへこんだりする動きを感じ、そこに意識を集中します。

5．集中しようとすると雑念が湧いてきます。でも無理に消そうとせず、ただ観察します。そうしているうちに雑念は自然に消えていきます。

6．また呼吸に意識を戻します。雑念が湧いてきますが、同様にただ観察します。だんだん雑念は湧かなくなってきます。眠ってしまったら、あるいは決めた時間（5分や15分など）が経過したら終了です。

「4－7－8呼吸法」は、マインドフルネス瞑想に限らず、気持ちを落ち着けたいときにも使えます。私は手術後の痛みに耐えるときにも行なったりしていました。

この中で**一番難しいのが5の雑念について**です。最初のうちは次々と雑念が湧いてきて、いちいちその雑念にとらわれてまったく集中できませんでした。

その後、いろいろな本を読んで試行錯誤してきた中で、比較的うまくいった雑念の取り扱い方には次のようなものがありました。

・やらなければならない仕事が気になったら、「これはＴｏＤｏリストに入れてあるから明日考えればいい」といったん意識から消去する（もしまだＴｏＤｏリストに入れていなければ、瞑想を中断してリストに登録してから瞑想に戻る）
・ネコになって、穴からネズミ（雑念）が出てくるのを見張る。出てきたらそれを観察する
・ベルトコンベアーに載って雑念が運ばれてきたら、棚の上に上げて片づける

瞑想の方法はいろいろで、専門の書籍もたくさんあるので、自分なりのやり方を見つけてみてください。

また、**音声ガイドを聞きながら行なう誘導瞑想（ガイド付き瞑想）もおすすめ**です。

多くのマインドフルネス瞑想の本には、誘導瞑想の音源CDが付属しています。リラックスできる音楽をBGMに、瞑想の手順を音声ガイドで説明してくれますので、手軽に取り組めます。

音楽ストリーミングサービス（Apple MusicやSpotifyやAmazon Musicなど）でも、ガイド付き瞑想の音源や、瞑想時のBGMに最適な音楽や環境音（雨音、波音など）がたくさん配信されています。また瞑想用のスマホアプリもいろいろあります。

慣れてくると、**瞑想はいつでもできます**。お風呂に入っているときや、ウォーキングしているとき、電車に乗っているとき、ソファに座って少し時間ができたとき、MRI検査のときなど、私はよく瞑想しています。

すると、いつでも「今ここ」に在る感覚を取り戻すことができます。

目標達成イメージを潜在意識に刷り込む

私は人生の目標を達成するために、マインドフルネス瞑想をアファメーションと組み合わせて、今でも毎晩寝る前に実践しています。

アファメーションとは、**成功イメージの言語化と、自分自身への宣言**です。これによって目標を達成するイメージを潜在意識に刷り込むのです。

具体的な方法は以下の通りです。

前述の手順での瞑想状態を数分間続けた後、「×年後の（娘の名）の二十歳の誕生日には、（娘の名）と（妻の名）と自分のグラスにワインを注ぎ、3人で乾杯してお祝いする」と頭の中で宣言します。

このとき、自宅のリビングルームで家族3人、ワインで乾杯してお祝いしているイメージを具体的に思い浮かべます。

アファメーションの際に大切なのは、「したい」という願望ではなく、まさに今、目標が実現「している」という現在進行形、あるいは今から実現「する」という現在形で言い切ることです。内容によってはすでに実現「した」という過去形や完了形でもいいと思います。

脳は現実と想像の区別がつけられないと言われています。「願望」ではなく「事実」として現在形、現在進行形、あるいは過去形で宣言することで、**脳内では目標を達成することが次第に既成事実化していきます。**

そこにビジュアルな映像も加えることで、より鮮明な目標達成イメージが、既成事実として潜在意識に刷り込まれていきます。それが無意識のうちに現実の行動や判断にも反映されていき、目標の達成に近づいていくのだと考えています。

マインドフルネスやアファメーションは、病気を治す上で必ず効果があるとは言い切れません。

しかし、マインドフルネス瞑想による痛みのコントロールのように、研究でエビデンスが確立されてきている領域もあります。昔から「病は気から」と言われる通り、精神と肉体は結びついているのです。私自身、**これまでの闘病の経験から、「病は気から」というのは事実だ**と思っています。

「病気を治すため、そして目標を達成するために、できることは全部やる」、また「効果があると思ってやれば効果が出る」という精神で、今でも毎日こうした手法に取り組んでいます。

2　後悔と不安を手放すリフレーミング

過去の後悔や将来の不安をリフレーミングして捉え直すことも、後悔や不安から解放されて「今ここ」に集中するために有効です。

がん患者は「あのときこうしておけば」という後悔、それから「どんな辛い治療が待っているんだろう」という不安に苛まれるものです。ステップ1の「1　認知的に受け入れる」の項で紹介した「リフレーミング」が、こうした後悔と不安を手放すのに役立ちます。

繰り返しになりますが、**リフレーミングとは、ものごとの捉え方や解釈を変えること**を言います。まずは、私が後悔をリフレーミングで手放した例をお話しします。

最初のがんである脳腫瘍が見つかる2年半ほど前から、ときどき「視野が歪む」という症状がありました。

眼科に行って目の検査をしてもらうと「メガネの度が強すぎて目に負担がかかっているようです。メガネの度を弱めて、それでも症状が変わらなければ脳の検査を受けてください」と言われました。

しかしメガネを作り直して度を弱めても、視野が歪むという症状はたまに起きていました。でも「前よりは良くなったような気がする」と思い、脳の検査までは受けませんでした。その結果、海外出張中に空港で意識を失って倒れるというかたちで、脳腫瘍が見つかることになります。

あのとき脳神経外科を受診して脳のＭＲＩやＣＴ検査を受けていたら、脳腫瘍はもっと早く見つかったのでしょう。

しかし、**それを後悔しているかというと、今はそうでもありません。**というのも、仮に脳腫瘍が早く見つかっていたとしても、その後の治療や現在の状況はあまり変わらなかったと思うからです。

早く見つかっていた場合、腫瘍は小さく、悪性度は1つ低いグレード2だった可能性があります。でも少しくらい小さかったとしても、すでに視覚に影響するほどの大きさである以上、やはり手術で摘出することが治療の第一選択になっていたはずです。また、後遺症で視覚障害が残る点も今と変わらなかったでしょう。

そしてグレード2だったとしても、再発を防ぐための抗がん剤治療と放射線治療が必要になった可能性は高いと思われます。5年生存率については、女子医大の5年生存率はグレード3

でも非常に高く、根治が期待できるレベルのため、グレード2でも3でも事実上はあまり変わりません。

つまるところ、**早く脳腫瘍を見つけていたとしても、受ける治療もその後の結果も、ほとんど変わらなかった**と考えられるのです。

常識的には、がんは早く見つかったほうがいいと言われているため、どうしても「あのとき病院に行っていれば」と後悔してしまいがちです。

しかし、自分のケースで「仮に早く見つかっていたとして、現実的にどれほどの違いが起きるのか」については、冷静に考えてみたほうがよいかもしれません。

これも「リフレーミング」です。**「がんは早く見つかったほうがいい」という常識の枠組みを外して、過去の後悔を現実的に捉え直した**ということです。

私自身はこのように考え直すことで、過去の後悔にとらわれることなく、目の前の治療に集中することができました。

もちろん、過去の出来事を**後悔ではなく反省してこれからに活かすことは必要**です。私は脳腫瘍のときの反省から、体に不調を感じたときはできる限り早く専門の医師に相談することにしています。

後悔している過去の出来事が実際に損害を生んでいるのかどうか、あるいはその後悔を今後に活かせないだろうかと、よく考え直してみると、気持ちを前に向けるのにきっと役立つはずです。

治療への不安をリフレーミングしたチャート

次は、治療への不安をリフレーミングした例です。

第1章で述べたように、白血病の治療の際、移植治療に大きな不安を抱えていました。治療に先立ち、先生から移植治療の説明を何回かに分けて聞きました。今はインフォームドコンセントの観点から、治療中に起こりうるリスクや苦痛は患者と家族にひと通り説明され、患者は同意書にサインします。

私はそのときの先生の説明を聞いて、もともと感じていた移植治療への不安がさらに大きくなりました。

さまざまなリスクがあり、中には命の危険（治療関連死）に直接つながるものもあります。また抗がん剤の副作用や移植のＧＶＨＤも、いろいろと起きる可能性があります。「こんなにたくさんのリスクや苦痛があるのか」と圧倒されました。**「本当に全部乗り越えられるのだろうか」と不安が増大しました。**

しかし、その後しばらくして気づきました。先生から説明されたたくさんの治療のリスクや苦痛は、**一度に全て起きるのではなく、治療のフェーズが進むにつれて変遷していく**のです。当たり前のことではありますが、改めてそれに気づいて、自分の頭の中を整理するために図を描いてみました。それが「苦痛のチャート」です（P54〜55）。

たくさんあった苦痛やリスクは種類ごとに分類され、治療のフェーズの時間軸に合わせてマッピングされました。

それにより、漠然と大きく手に負えないものとして捉えていた**治療の苦痛やリスクが小さく分割されて、対処可能に思えてきました。**

治療が始まったら、このチャートを見て、いま自分が受けている治療のフェーズに該当する苦痛やリスクだけに意識を集中して、乗り越えればいいのです。それ以外の苦痛やリスクは、そのときには考える必要がありません。

まさに「今ここ」への集中です。

大きな苦痛を小分けにし（サイズのリフレーミング）、さらに治療のフェーズごとに整理しました（時間軸のリフレーミング）。

こうしたリフレーミングが、大きな不安を感じていた治療を受け入れる助けになりました。

未来のことをいろいろ不安に思っても、**結局できることは、「今ここ」、目の前の現実に対処することだけ**です。

治療中に「今ここ」に集中するために、このように将来の不安をリフレーミングして、分割、整理して捉え直すことは有効だと思います。

自死を考えるほどの治療の苦痛を乗り越えた方法

時間軸のリフレーミングのもう一つの例として、悪性リンパ腫の抗がん剤治療で一番苦しかったときの話を書いてみます。

当時、抗がん剤治療の全8コースを予定していたものの、最初の1コースですでに副作用がきつく、ベッドでぐったりするだけで、食べることも飲むことも何もできなくなってしまったことがありました。

自分で薬を飲むことすらできなくなり、看護師さんに体を起こされて無理やり薬と水を口に入れられて飲むような状況でした。

毎日体重が1キロずつ減って、体が衰えていきます。このまま体重がゼロになって死んでしまうんじゃないかと本気で心配しました。それだったら窓の外に見える、あのビルの屋上から飛び降りたほうが楽なのではないか――とまで考えました。

これと同じ経験をあと7コース、7か月もかけて繰り返さなければいけないという現実を前にして、とてもこんな辛い経験は何度も繰り返せない、と精神的に絶望しました。

7か月というのは、あの苦しみの中では永遠のように思えました。苦しみ抜いて一つ乗り越えても、すぐに同じ苦しみが目の前に現れてくる。**いつまで経っても永遠に楽にならない。同じ苦痛の周りをぐるぐる回る無限ループ**です。

しかしその後、2コース目も終わり、3コース目に入ったとき、「前回は抗がん剤が終わって何日後に便秘になったから、早めに薬を飲んでおこう」など、少しずつ前の経験を活かして副作用の苦しさを軽減する対策がとれるようになりました。**苦痛が少しはしのげるようになったのです。**

そうすると、その次のコースではもっと上手に対策すれば、さらに楽になるかもしれないと、希望が見えてきます。

無限ループが切れて、1コース1コースに分割されました。そしてそれがあと6コースで終了するということで、治療全体の終わりも見えるようになってきます。**無限だった時間軸が、短くリフレーミングされた**のです。

このとき、過去の経験を次回のコースなど将来の対策に活かせるように、いつどんな症状が出てどんな薬を飲んだかなどをスマホのアプリ（Evernote）で記録していたメモが大変役に立ちました。

今もそのメモを見て当時を振り返りながら、この項を書いています。

再発の心配をリフレーミングする

大変ながん治療をようやく乗り越えたあとも、がん患者は**再発のおそれという大きな心配事**を抱えることになります。

私の場合も脳腫瘍の手術後しばらくの間、再発のことが心配で、先生に再発リスクについてよく質問していました。

するとあるとき、先生から言われました。

「脳腫瘍の再発も心配かもしれないけど、将来のことを考えると、他の病気になる可能性だってありますからね。日本人は2人に1人ががんになると言われているので、脳腫瘍とはまた別のがんになる可能性もあります」

そう言われて、確かにそうだなと納得しました。

そして実際にその後、悪性リンパ腫、白血病、大腸がん、肺がんと、別のがんに4回もなってしまいました。

再発ばかりを心配していても意味がないわけです。かと言って全ての病気の心配をしていたらキリがありません。結局、**将来の病気のことを心配すること自体、あまり意味がない**ことになります。

再発に関して言えば、定期検査をきっちり受けていれば、再発したとしても早期に見つけられるはずです。

医師は再発が見つかった場合でも手遅れにならないようなサイクルで定期検査を入れてくれているのですから、検査で何か見つかった場合でも最善の判断をしていけば、きっと乗り越えられるはず。だから、今は将来のことを心配する必要はない。そう考えられるようになりました。

これは、**再発の心配のリフレーミング**と言えそうです。がんの再発の心配を、「他のがんを発症する可能性もある」と心配する対象を広げることで、そもそも今から将来の病気のことを心配してもしょうがない、と捉え直しました。

その上で、再発したり病気になったりする心配から、病気を早く見つけること（検査）に焦点を移しました。

また、マインドフルネス的に考えてみると、次のようにも言えるかもしれません。「今ここ」でできることは、検査を定期的に受けること、そして検査で何か見つかったときに「今ここ」の現実として後回しにせず対処すること。

そうしていけば、これから先、何があっても、きっと最終的にはなんとかなるはず。そう信じています。

なお、こう考える上で大前提となるのは、**定期検査をしっかり受ける**ということです。私は5度のがんのフォローのため、今は以下のように定期検査を受けています。

・脳のＭＲＩ検査：脳腫瘍等のチェック（3か月に1度）

・血液検査：白血病、悪性リンパ腫等のチェック（3か月に1度）
・CT検査（胸部〜骨盤部）：大腸がん、肺がん、肝臓、食道静脈瘤等のチェック（半年に1度）
・大腸内視鏡検査：大腸がんのチェック（1〜2年に1度）
・食道〜胃の内視鏡検査：食道静脈瘤、胃のチェック（1年に1度）

こうした定期的な検査のおかげで、思いがけず「軽い脳梗塞」「肝臓の門脈血栓」といった異常が見つかりました。門脈血栓については投薬治療しており、他は経過観察しています。

今後もし治療が必要な**病気や再発が見つかるとしても、早期に見つけて治療に入れるはず**で、今から心配する必要はないと思っています。

3 時間についての概念を見直す

「ステップ4：『今ここ』に集中する」の最後に、「時間は幻想」という考え方をみなさんにご紹介したいと思います。

「過去」と「未来」という時間について改めて捉え直す、いわば「**時間そのものの概念のリフレーミング**」とも言えるような考え方です。過去と未来の捉え方を変えることで、「今ここ」

に集中しやすくなると私は考えています。

私が「時間は幻想である」という考え方に最初に出会ったのは、ドイツ出身の精神的指導者で、ニューヨークタイムズ紙のベストセラーランキング1位に輝く本を何冊も出している、エックハルト・トール氏の著作でした。

私は悪性リンパ腫の治療方針で迷い、精神的にダウンしていたときに、いわゆるスピリチュアル系や宗教系の本を数十冊読みました。その中で彼の著作に出会ったのです。

その後、何度も闘病を経験する中で、トール氏の著作を含めさまざまな本で学んだことを自分なりに消化し、実践してきました。

以下にご紹介する時間についての考え方は、トール氏の「時間は幻想」という考え方をベースに、私なりの理解を加えたものです。トール氏のもともとの考え方の詳細は、巻末の参考文献にあるトール氏の著書をご参照ください。

過去はあいまいで不確かな、記憶の連続

まずは「過去」から考え直してみます。

過去の出来事というのは、文字通りすでに過ぎ去ってしまっているので、**現時点ではもうど**

こにも存在しません。

存在するのは現在の瞬間、「今ここ」だけです。過去も未来も、現在には存在しません。その現在も、一瞬の後には過去になってしまいます。

例えば「私は1時間前にランチを食べた」という出来事は、現在の世界を探してももう見つけることはできません。ランチを食べたという記憶が残っているだけです。

そう考えると、人間にとって過去の出来事とは、その出来事についての記憶でしかありません。「過去という時間があって、現在という時間があって、未来という時間がある」というわけではないのです。

つまり過去というのは、「**出来事の記憶の連続**」です。現在起こっている瞬間瞬間の出来事の記憶が連なって、過去を形づくっています。

「過去は記憶である」ということになると、一つ大切なことがあります。

それは、**人間の記憶は非常にあいまいで不確か**だということです。自分にとって都合の悪い出来事はいつの間にか忘れて、記憶の中から消えていきます。あるいは自分にとって都合のいいように記憶が書き換えられてしまうのもよくあることです。

私自身も記憶の不確かさについて、最近身をもって感じたことがありました。

本書でつづっている闘病当時のことは、スマホに保存していたメモや、病院から投稿していたブログ記事を改めて見直しながら、当時の出来事や感情を思い出して書いています。

すると、当時書いたメモの内容が、今の自分の記憶と異なっているということがたくさんあるのです。

例えば、第1章には膀胱炎になって非常に苦労したと書きましたが、**この本に取りかかるまで、膀胱炎にかかったこと自体をすっかり忘れていました。**あんなに辛かった経験を忘れているなんて、我ながら大変驚きました。

「白血病の移植治療ではどんなことが大変でしたか?」と人から聞かれたときは、「40度超の高熱が続いたこと」「胃にドリルを突き立てられるような強烈な痛みがあったこと」「夜に急変し、命の危機に陥ったこと」の3つをよく話していました。

そうするうちに3つの記憶ばかりが強化されて、それ以外の記憶が薄れてしまったようです。あれだけ大変だった膀胱炎の経験も、それ以上に辛かった経験の陰に隠れて忘れ去られていました。

これは、「白血病=40度の高熱+胃にドリル+命の危機」と、自分の中で白血病が記号化されて単純化されてしまったとも言えます。

このように、**記憶というもの、つまり過去は、非常にあいまいで不確かなもの**なのです。

過去への後悔に意味がない理由

過去についてはもう一つ、大事なことがあります。それは、**同じ出来事でも人によって記憶は異なる**ということです。

例えば、同じ映画を見ても、感想は人によって異なります。面白かったかつまらなかったか、どの俳優がよかったか、どこで涙が出たか、などは人によってまちまちです。同じ経験を共有していたとしても、その経験の記憶は一つではなく、その経験に関わった人の数だけ存在することになります。

映画以外にも、家族や友人と昔の思い出話をしているときに、「そんなことあったっけ?」とか「そんなふうに思ってたの?」などと、記憶の不一致を感じることがあると思います。

このように「過去」は不確かであり、一つに決まるものではないのです。

だから、**過去のことにとらわれて後悔しても意味がない**ということです。不確かなことを思い出してどうこうしようと思っても、あまり意味がありませんし、また他人の記憶は外から勝手には書き換えられません。

過去の後悔について何かできるとすれば、前述のように、その出来事が本当に現在の状況に悪い影響を及ぼしたのかどうか？　という観点でリフレーミングすることと、反省というかたちでリフレーミングすることかと思います。

未来とは根拠の薄い妄想

過去と同じように、「未来」についても考えてみます。

未来も、過去と同じように存在しません。なぜなら未来は文字通り、未だ到来していないのですから。

現在の世界のどこを探しても、未来は存在しません。存在するのは「現在」の瞬間だけです。だから未来とは、頭の中の想像、あるいは根拠の薄い妄想でしかありません。未来に対する期待も不安も、**全て自分の頭の中の妄想**です。

「未来はこうなるはず」と頭の中で想像する根拠になっているのは、自分のこれまでの経験、つまり記憶です。それまでの成功体験や失敗体験をもとに、未来を予想しています。

しかし、未来には無限の可能性があるのです。

無限の可能性があるにもかかわらず、自分の過去の経験（あいまいな記憶）という限定的で不正確な情報をもとに想像しているのですから、その未来がその通りに実現するとは限りません。

そのため、**未来のことを心配しすぎてもあまり意味がない**ように思えてきます。

過去も未来も幻想。あるのは「今ここ」だけ

以上、過去と未来という時間を、常識の枠組みを取り払ってリフレーミングしてみました。こう考えると、過去も未来も脳内にしか存在しません。あくまで記憶であり、想像です。**実在しないのです。**

このように捉え直した「幻想としての時間」のことを「心理的時間」と呼びます。頭の中にしかない未来や過去のことです。

それに対して、我々が日常生活で使っている時間は「時計時間」です。「明日は7時に起きよう」「お店は20時に予約したよ」というのは時計時間です。

未来へのあいまいな不安や、過去への根拠の薄い後悔に思考を巡らせているときは、「心理的時間」にとらわれていることになります。心理的時間にとらわれると、頭の中で同じような

パターンの不安や後悔のストーリーを作り、繰り返し再生してしまいます。すると「今ここ」への集中が削がれ、前に進めなくなってしまいます。

しかし、**過去、現在、未来の中で、現実に存在するのは「現在」だけ**です。

人生はいつでも現在、「今ここ」で展開しています。

未来を左右するのも「今ここ」での思考や行動です。

だから、過去や未来といった「心理的時間」に意識を奪われることなく、「今ここ」の現実に意識を集中する必要があるのだと私は考えています。

COLUMN

がん患者を応援する

病室へのお見舞い以外にも方法はいろいろある

病室に会いに来てくれて、直接応援の気持ちを伝えてもらうのは患者にとって力をもらえるものではありますが、それ以外の方法でも力をもらえることはたくさんあります。例えば、メールやＳＮＳなどのメッセージです。私も入院しているときはたくさんの方からお見舞いのメッセージをいただきました。

何人かの友人からは、手書きの手紙やメッセージカード、また寄せ書きももらいました。デジタルが当たり前の世の中で、一文字一文字にその人の人柄を感じられて、ひときわうれしく、読みながら涙が出ました。

力をもらえた経験は他にもあります。３回目のがんでの入院を控えたある日、玄関のチャイムが鳴りました。ドアを開けてみると、娘の保育園時代の同級生たちとその親御さんたちがいました。みんなで千羽鶴を折って持ってきてくれたのです。そして口々に、「何かあれば娘さんはうちで預かるからね」「何かできることがあればいつでも連絡して」「私たちみんな、高山家が大好きだから！」と言ってくれました。

これから家族を残して入院する私は、自分がいない間にもし娘や妻に何か困ったことがあっても、近所のみなさんがきっと助けてくれる、と心強く思ったのを覚えています。普段はそっと見守りつつ、何かあればいつでも手を差し伸べてくれるというその気持ちと距離感が、心からうれしかったです。みなさんが折ってくれた千羽鶴は、今でも寝室に飾ってあります。

第5章

がんはなぜ何度も私のところにやってきたのだろう

私は、これまでの度重なる闘病を通して、自分はたくさんの「過去のストーリー」に縛られて生きてきたということに気がつきました。それが思考を縛り、自分の行動を縛っていました。「過去のストーリー」とは何なのか。私の考えをご説明します。

2016年に『治るという前提でがんになった』を執筆した際、私は2度のがん闘病を終えたところで、「潜在意識にあった、間違った思い込みががんを引き寄せたのではないか。このことに気がついて、その思い込みをすっかり手放すことができた。もう再発することはないでしょう」というような内容を書きました。

ところがその後、白血病、大腸がん、肺がんと、再発ではないものの、がんを3度も経験することとなってしまいました。**間違った思い込みががんを引き寄せたと思ったのに、そうではなかったのでしょうか？　あるいは、がんを引き寄せる思い込みが潜在意識に残っていたのでしょうか？**

ここでは、2度のがん闘病を終えた時点と、5度のがん闘病を終えた現在で、「がんを引き寄せたもの」「人生におけるがんの意味」について、考えが変化したり、深まったりしたことを紹介していきます。

自分を縛っていた「過去のストーリー」

前著で書いた「間違った思い込み」は、「過去のストーリー」と言い換えることができます。

誰の頭の中にも、**過去の経験からさまざまなストーリーが生み出されて、無意識の底に蓄積さ**

れているものです。

成功体験からは「こういうときはこうするとうまくいく」という成功のストーリーが生まれ、失敗体験からは失敗のストーリーが生まれます。

成功のストーリーは、効率的に成功を繰り返すのに役立ちます。反対に失敗のストーリーは、失敗というリスクを避ける行動につながっています。

こうした過去のストーリーが、現在の自己イメージ（アイデンティティ）を構築していて、それが思考や行動に影響を与えています。つまり、ストーリーは成功を繰り返したり失敗を避けたりするのに役立つものの、本来の自分と違う**「偽の自分」のアイデンティティを作り出す面がある**のです。

私は、「自分はこういう人間であらねばならない」「自分はこういう行動をすべき」という、自己抑制的で自己規律的なたくさんのストーリーに縛られていたことに、入院中のベッドの上で気づきました。

子ども時代を経て、進学や就職、起業などたくさんの成功体験と失敗体験を通じて自ら生み出し、蓄積していったストーリーでがんじがらめになっていたのです。

本来の自分や、ありたい自分とは違う「偽の自分」と一体化してしまい、**自分自身に無理や**

我慢を強いて、無意識にストレスを溜め込んでいたように思います。

具体的な例として、私の過去のストーリーを掘り起こしてみます。

小学生のころ、体が小さかった私は、体育の時間にドッジボールで狙われてボールを当てられたり、自分だけ跳び箱や鉄棒ができなかったりしました。体育の時間が来るたびに「自分は運動が得意ではない」というストーリーが強化され、これが自分の行動を縛る「思い込み」となります。

ところが、大学生になり、サークルでスキー合宿に行ったときに「さすが長野県人はスキーが上手だね」と言われたことで、このストーリーは手放されて、「運動全般は得意ではないものの、スキーだけは得意」という、新たなストーリーに置き換えられました。

子どものころに周囲から言われたことや、しつけの言葉なども、ストーリーとして無意識の中に刻み込まれているものです。

私は「男の子なんだから我慢しなさい」「さすが跡取り息子だ」などと周囲から言われて育ったので、自己抑制的で自己規律に厳しい人間になろうとして、そういう行動をとるようになっていました。自分はもともとそういう性格なのか、言われたからそうなったのか、今となっては判然としません。

自分の経験から得た信念も、ストーリーとして蓄積されています。

大学を出て最初の就職先に「上司は部下よりも仕事で成果を出しているから、高い給料をもらっているんだ」と話す上司がいたので、私は自分が起業して社長になったとき、「いちばん高い給料をもらう社長は、社内の誰よりも高い業績を挙げなければならない」という信念に基づいて行動していました。

でも、会社にとってそれが正しいとは限りません。社長一人ががんばる会社よりも、社員一人一人が伸び伸びと活躍してチームで大きな成果を出せる会社のほうが、社員も会社も成長するはずです。

「自分は仕事が楽しくて、ストレスを感じたことがない」という思い込みも自分で生み出していました。それは当時の本心だったのですが、それが無理な長時間労働につながり、いつの間にか身体的なストレスが体に蓄積されて、病気の原因の一つになったとも考えています（臨床心理士の妻の指摘で気づきました）。

こうした「過去のストーリー」は、それが生じた時点では正しくて、有効に働いたのかもしれません。家業の跡取り息子としての期待に応えようとする子どもの姿は周りの大人に満足感を与えたでしょうし、自己抑制的で自己犠牲的な社長としての姿勢は、経営を軌道に載せるまでの不安定な時期には、社員や取引先に安心感を与え、有効に働いただろうと思います。

しかし、それが**現在も正しくて有効だとは限らない**のです。古いストーリーは、経営が軌道に乗った後に、どこかのタイミングで手放すべきだったのでしょう。

病室のベッドでたくさんのストーリーに気づかされた

潜在意識に蓄積された「過去のストーリー」は、巧妙に思考に影響を与えています。では、どうしたら過去のストーリーを見抜くことができるのでしょうか。無意識の底に沈澱した過去のストーリーにどうしたら気づいて、意識の表層に浮かび上がらせて、光を当てることができるのでしょうか。

私の場合、たくさんのストーリーに気づいたのは、病院のベッドの上で、**「なぜ自分ががんになってしまったのか」と自問自答を繰り返したとき**でした。

呼吸を整え、意識を呼吸に集中し、瞑想をしながら、自分の心の奥底を探り、どこかにがんを引き寄せてしまうようなネガティブな考え方が隠れていないかと、意識と無意識の間を行き来しながら心の奥底を探し回っていたときに、過去のストーリーが隠れていることに気づいていきました。

あるときに一つ気づき、次の闘病でまた気づき、と徐々に意識できるストーリーは増えていきました。

病気になったときに限らず、何らかの**人生の困難にぶつかったときは、過去のストーリーに気づくチャンス**なのだと思います。

このように過去のストーリーに意識的になると、日常生活の中でも、自分の中で何か気持ち悪いと感じる思考、自分が心の底で望んでいるのとは違う行動に、センサーが反応することがあります。そうした違和感の正体を探っていくと、もう古くなったストーリーを抱え込んでいたことに気づく場合がある、というのが私の実感です。

これまで、自分のパーソナリティやアイデンティティだと信じて疑いもしなかったことが、実際は「偽の自分」であり、**ありのままの自分とはギャップがあった**ということに、少しずつ気づいていきます。

そうやって過去のストーリーに気づいて、自分の行動を本来の自分が望む方向に意識的に修正していくことで、古くなったストーリーは消去されていきます。**無意識の底に沈澱していたストーリーが、意識の光に照らされることで、その効力を失っていく**のです。

過去のストーリーを手放していくことで、だんだんと、本来のありのままの自分で生きていけるようになっていくと感じています。無理をする必要がなくなり、余計な葛藤が減り、ストレスが軽減されます。精神的な安定が生まれ、より平穏に日々を送ることができるようになっていきました。

「移植したくない」という思いが移植を引き寄せたのか

前著に「**思考は現実化する**」とも書きました。

私は学生のころから、「父や姉ががんになったから自分もいずれがんになる」という思い込みを持つようになりました。その後、自分が30歳を過ぎたころに妹もがんになり、いっそうこの思い込みが強くなります。そして40歳になり、学生時代から約20年のときを経て、この思い込みは現実のものになってしまいました。

父のがん闘病は壮絶でした。舌がんだったので口腔部の手術や放射線治療を繰り返し、顎の骨を切除して金属製プレートに置き換え、気管を切開して呼吸していました。顔の輪郭は変わり、うまくしゃべることができなくなり、がっしりしていた体は病院のベッドの上で別人のように痩《や》せ細っていってしまいました。

母は1年以上にわたって病院に泊まり込んで父に付き添っていました。高校生だった私は中学生の妹と2人、週末のたびに電車とバスを片道2時間乗り継いで、面会に行ったのを覚えています。

そうやって父の闘病する姿を見ていたため、自分が最初のがんである脳腫瘍の手術を受け、放射線治療と化学療法を含めて2か月ほどの入院で闘病を終えた際、「がん闘病がこんなに楽なものであるはずはない。**本当のがん闘病はもっと辛く、苦しいものだ**」と考えてしまいました。手術の後遺症で視覚障害は残ったものの、体は元気だったからです。

すると2年後、悪性リンパ腫のため半年以上にわたる本当に辛い治療を経験することになりました。**思い込みの中の「本当のがん闘病」が現実化した**のです。

その悪性リンパ腫の治療の際、リスクの高い移植はなんとか避けたいという思いから、海外の論文まで調べ、医師との度重なる相談の上、移植はせずに化学療法だけで治療する道を選びました。「移植は受けたくない」という強い思いが、このときはそのまま叶いました。

しかしその4年後、悪性リンパ腫の治療で使った抗がん剤を原因とする二次がんとして、急性骨髄性白血病を発症してしまい、結局、移植を受けざるを得なくなりました。

「脳は否定形を理解できない」と言われます。「ピンクのパンダを想像しないでください」と言われると、否定形が理解できない脳はピンクのパンダを想像してしまうというものです。

つまり、あれだけ「移植は受けたくない」と強く願ったことで、私の潜在意識に「受けたくない」という否定形が抜け落ちた「移植」という言葉だけが残ってしまい、結果的に「移植」が現実化してしまったのかもしれません。少し考えすぎでしょうか？

しかしここに書いた発病の経緯は、私には「思考の現実化」が連鎖的に起こった例のように見えます。**もっと自分の思考に意識を向けて、その内容と言葉遣いに気をつけるべきだったか**もしれません。

ミッションの方向性が間違っていたのではないか

前著を出版してから数年後、私は非常に強い「過去のストーリー」に縛られていたことに気づきました。

前著に「自分の**闘病経験を本やブログで世の中に発信して、他の患者さんの役に立つことが、神様が自分に与えてくれたミッション**であり、命を救ってくれた医師や看護師をはじめとするお世話になった人たちへの間接的な恩返しでもある」ということを書きました。

そして出版の翌年、急性骨髄性白血病になりました。その3年後には大腸がんと食道静脈瘤が見つかり、食道静脈瘤の治療中に肝臓に良性腫瘍が見つかりました。その4年後には肺がんの手術も受けました。こうした治療の経験も、ブログに書いて発信してきました。ミッションを果たすために。

でも、あるとき気づいたのです。**このように病気を繰り返してしまうのは、ミッションが原因なのではないか**、と。このミッションが、その後のがんや合併症を引き寄せてしまったのではないか。つまり、また新たな病気の闘病経験を発信して、新たな患者さんの役に立つために、新たな病気を発症したのではないか、ということです。

そのようにして私が発信した情報は、白血病や大腸がん、肺がんの患者さんの役には立つかもしれません。ミッションには適っています。

しかし、病気を繰り返すたびに家族や友人をはじめこれまでお世話になったみなさんにも心配をかけることになります。お世話になった方への間接的な恩返しどころか、直接的に心配をかけていて、まさに本末転倒です。

それだけでなく、これは**他の患者さんのために自分の体を犠牲にしている**ということでもあります。自分の顔を人に食べさせているアンパンマンと一緒です。でも、私にはすぐに新しい顔を作ってくれるジャムおじさんはいません。切除した脳や大腸や肺はもう戻ってこないのです。

文字通り身を削って、お世話になった人たちみんなに心配をかけて、世の中のために情報発信をするなど、偽善だと気づきました。

しかし私の潜在意識はそこまで考慮することなく、本に書いたミッションをそのまま文字通りに受け取って、素直に実行してしまったのです。

本にまで書いたミッションが強力なストーリーとして自分の思考を縛り、**ミッションを果た**

すためには新たな病気が必要だと潜在意識が短絡的に思考して、現実化してしまった。

ピンクのパンダの例で分かるように、自分の潜在意識は必ずしも自分が意図したようには指示を理解してくれません。ＣｈａｔＧＰＴへのプロンプト同様に、意図したアウトプットを得るには、脳へのインプットも工夫する必要があるのです。

そこで私は**これまでのミッションをいったん手放し、アップデートする**ことにしました。

まず、もう新しい病気にはならないことにしました。自分の健康を犠牲にして周りの方に心配をかけるのはやめます。

わざわざ新しい病気にならなくても、これまでの5回のがん闘病の経験の中に、まだまだ他の患者さんの役に立てる経験や気づきがあるはずです。

もう一つ、大切なミッションがあることに気づきました。

がん患者にとって、自分と同じような病気や治療を乗り越えた患者の存在は大きな希望になります。自分もこの人のように生き延びることができるかもしれない、と希望を持つことができます。私の闘病経験に触れた方にそのように希望を持ってもらうためには、大前提として、

私は元気に生き続けなければなりません。私が死んだら希望にならないのはもちろん、生きていたとしても、病院のベッドの上でかろうじて生きながらえているという状態では困るのです。

それらを考慮した新たなミッションがこちらです。

「これまでの闘病経験を元に、がん患者をはじめとする多くの方々の役に立つ経験や気づきや学びを発信すること、そして自分が元気に生きていると発信することで、世の中に貢献する」

この新たなミッションに基づく最初の取り組みが、この本です。

これまでのがん闘病経験を改めて客観的に捉え直してリフレーミングし、体系化、一般化することで、病気はもちろんのこと、人生の困難に直面する人たちの役に立ててもらえるのではないか、というチャレンジです。

その試みが成功して、1人でも多くの方の役に立てたらいいな、と願っています。

引き寄せた理由はどうあれ、乗り越え方は変わらない

この章ではここまで、「がんはなぜ何度も私のところにやってきたのか」という点について

考察してきました。自分自身が過去のストーリーに縛られてストレスを生み出していたこと、ネガティブな思考が現実化してしまった可能性、ミッションの方向性が間違っていた可能性は、どれも自分としては納得できるものだと考えています。

しかし、がんを繰り返してしまう原因は、もちろん過去のストーリーやネガティブな思考だけではないでしょう。私の場合、過去の治療が原因の二次がんとして白血病を発症していますが、もしかしたら白血病だけではなく大腸がんや肺がんも、過去の治療の影響を受けて発症したのかもしれません。

また、私は父、姉、妹が若くしてがんで亡くなっているいわゆる「がん家系」です。当然、遺伝的要因も考えられます。

それでも、**5回もがんになった原因がなんであれ、やるべきことは変わりません**。定期的な検査を欠かさずに受けることで、病気を早期に見つけ、できるだけ早く治療に入ること。そうしていけば、今後また何らかの病気になったとしても、これまでと同じように乗り越えていけるはずです。

がんになった原因を過去に探し求めるよりも、**早く見つけて早く治療する**ことが、未来のために「今ここ」でやるべきことだと考えています。

「人生のシナリオ」という不公平

前著で私は「人生のシナリオ」について書きました。私が生まれる前から、神様と私が共同で人生のシナリオを用意していて、そこに自分ががんになって治るというイベントが書き込まれていたのではないか。つまり**「治るという前提」で2回のがんになったのではないか**、ということです。その人生のシナリオに従って私の人生が進行しているという「運命論」です。

この考え方は、**その後の3回の闘病を通じて少し変わりました**。考えが変わったのは、答えの出ない疑問を考え続けてきた結果です。それは「なぜ私の父や姉や妹は、早くにがんで亡くなってしまったのか」という疑問です。

父は、私が高校生で妹が中学生のころに舌がんで亡くなりました。妹は30歳のとき、まだ小学校にも入学していない2人の子どもを残して乳がんで亡くなりました。姉は50歳のとき、小学生の子どもを残して、ある希少がんで亡くなりました。

どうしてみんな若くして亡くなってしまったのか。どうして自分は生き残っているのか。どうして父や姉や妹の人生のシナリオには、がんが治ると書かれていなかったのか。

この疑問についてずっと考え続ける中で、**生まれる前からあらかじめ人生のシナリオが用意されているという考え方は、正しくないのではないか**と思うようになりました。

ある人のシナリオにはがんが治ると書かれていて、別の人のシナリオには若くしてがんで亡くなると書かれている。神様がそんな不公平なことをするとは考えにくい、という思いが強くなっていったのです。

特に白血病で闘病中に、ゆうきさんをはじめとする、ともに病と戦った若い患者仲間が何人も亡くなってしまったという現実が、人生のシナリオについての私の考え方を揺さぶりました。

未来のシナリオは今ここで自分が紡いでいる

私が人生のシナリオについて考え続ける中でたどり着いたひとつの仮説は、「**人生のシナリオは今ここで自分が紡いでいる**」というものです。人生のシナリオは自分が生まれる前からあらかじめ用意されているのではなく、自分の中で無意識のうちに紡がれて、日々の思考や行動を反映してアップデートされているのではないか、という考え方です。

前著に書いた「運命論」に対して「自由意志」に基づく考え方です。「運命論」では個人の意志にかかわらず全ての出来事があらかじめ決定されていると考えられていますが、「自由意志」では個人が自分の意志で選択して、行動を決定することができるとされます。

第4章のステップ4の「3　時間についての概念を見直す」に〈人生はいつでも現在、「今ここ」で展開しています。未来を左右するのも「今ここ」での思考や行動です〉と書きましたが、それを前提とするならば、未来のシナリオも「今ここ」での思考や行動で紡がれ、アップデートされているはずです。

これまで書いたように、現在の行動は過去のストーリーに縛られています。そのため、現在の行動で決まる未来も、過去のストーリーに縛られていることになります。

つまり未来のシナリオは、無意識の中で過去のストーリーの延長線上にあります。それは自分が望むようなシナリオにはなっていないかもしれません。今のあなたが、過去のストーリーに縛られた偽の自分になってしまっているように。

そこで、これまで繰り返されてきた過去のストーリーに気づいて、それを手放します。そうすることで本来の自分を取り戻して、「今ここ」の思考や行動を意識的に変えていきます。無意識に繰り返されてきた過去のストーリーから意識的に抜け出すのです。

すると、束縛や執着から自由になった本来の自分が、意識的に新たな未来のシナリオを描き始めます。

これまで過去のストーリーの延長線上にあった未来のシナリオが書き換えられ、本来の自分が望む、目標達成に向けたシナリオが描かれます。

そのシナリオは、目標達成に向けた日々の思考や行動を反映して常にアップデートされ、実現されていくのです。

ここで瞑想やアファメーションにより、自分の無意識に「目標は達成される」と信じ込ませると、無意識も勝手に**目標までのシナリオを考え始め、情報収集を始めます**。今までならスルーしていたネットの記事が目に留まる、といったことがその例です。そうした無意識の活動によっても知らないうちにシナリオはアップデートされ、強化されていきます。

このように、人生のシナリオはあらかじめ用意されているのではなく、自分の中で無意識に生み出され、それが**日々の思考や行動により「今ここ」でアップデートされているのではない**

か。それが今の私の考えです。

がんを乗り越えるシナリオを描く

前著に詳しく書きましたが、脳腫瘍が見つかったとき、私は幼なじみの医師T君に相談したことで、女子医大の村垣先生につながり、悪性リンパ腫のときは村垣先生に相談することで、虎の門病院の谷口修一先生につながりました。

こうした人のつながりにおける幸運の連続は、起こるべくして起こった出来事であり、私が生まれる前から私の人生のシナリオに書かれていたのではないか、とも書きました。

しかし今改めて考えると、それらの幸運な出来事は周りの人の協力により「今ここ」でもたらされたのではないかと思います。がんを乗り越えるという**目標を強く持ち、その目標を周囲に伝えて協力を仰いだ**ことで、先生たちはみな協力してくれて、奇跡のように連鎖的に人がつながりました。

その幸運の連続により、その後どの病院でどの治療を受けるかというシナリオ上のイベントが「今ここ」でアップデートされていったのではないか。今はそう考えています。

この「人生のシナリオは今ここで自分が紡いでいる」という仮説も、正しいかどうかは分かりません。そして、この仮説でも、私の父、姉、妹がどうして若くして亡くなってしまったのかを説明することはできません。

ただ、がんが見つかった時点ですでに転移していた、または見つかったがんが標準治療のない希少がんだったなどの理由で、治るという希望、目標を持ち続けることが難しかったのではないか。治るまでのシナリオを描き続けることができなかったのではないか。そう思っています。

治るという希望を失いそうになったとき、人はどう生きればいいのか。それは、積極的な治療が難しくなった患者に医師は何を提供すべきか、という医療の課題であると同時に、哲学や宗教、また個人の死生観にも関わる問題だと思います。難しいテーマですが、私自身、これからも考え続けていきたいと思います。

ただ、少なくとも今言えることは、私自身は、生存率が低くても、治療が辛くても、絶対に退院して家族の待つ家に帰るという希望、そして絶対に病気を乗り越えて娘の二十歳の誕生日を家族で祝うという目標を持ち続けてきました。そして結果として5回のがんを乗り越えてくることができた、ということです。

それは、**がんを乗り越えるシナリオを自分自身が意識的に、あるいは無意識的に描き続けてきた**ということなのだろうと思います。

だから、どんな状況でも希望を見失わず、明るい未来のシナリオを描いていきましょう。

この本が、みなさんが病気をはじめとする人生の困難を乗り越える助けになれば、これ以上うれしいことはありません。

おわりに

執筆中に発覚した5回目のがん

「はじめに」に書いたように、この本の執筆中に私は5つ目のがんとなる、肺がんの手術を受けました。

2020年の大腸がんの手術以降、6か月おきに受けているCT検査で、左の肺に直径数ミリの影が見つかり、その後右の肺にも薄い影が見つかって、経過観察してきました。そして2024年2月の検査で左右ともに影が大きくなっていたことから悪性である可能性が高いという判断で、4月に手術に踏み切りました。

手術は虎の門病院の呼吸器センター外科部長の藤森賢先生による胸腔鏡下手術で行なわれました。胸に開けた3か所の穴から内視鏡などの手術器具を挿入して、腫瘍を切除します。手術には高い技術が求められる一方で、患者にとっては傷が小さくて済むため、術後の痛みは少なくて回復も早いのです。

実際、私は1回の手術で左右両方の腫瘍を切除しましたが（傷は合計6か所）、術後2、3日で痛みはほぼ治まり、手術の5日後には退院して普通の生活に戻ることができました。呼吸が苦しいなど、手術の影響を感じることも特にありません。

術後の病理診断では左右ともにステージ1との診断で、追加の抗がん剤治療なども必要ありませんでした。あとは半年おきのCT検査で再発をチェックしていくのみです。

改めて、**定期的な検査で早期に病気を見つけて治療に入ることの大切さ**を実感しました。

がんに感謝

肺がんの闘病については痛みが少なかったとはいえ、これまでの5回のがん闘病経験は本当に辛いものでした。死を意識したのも一度や二度ではありません。今考えても、我ながらよく乗り越えてこられたと思いますし、**もう一度同じことをやれと言われてもできる自信はありません。**

がんで失ったもの、手放したものはたくさんあります。

その一方で、がんのおかげで手に入れたもの、気づいたもの、見つけたものもたくさんあります。ありのままの自分。さまざまな束縛からの自由。周りの人への感謝の思い。

その中でも一番大きいのは、**当たり前の日常のありがたさに気づいた**ことと、そこに潜む無限の幸せを見つけられるようになったことでしょうか。

家族と過ごす、どうということのない休日の、なんとありがたく幸せなことか。それに気づくことができただけでも、がんになった意味はあると思います。

自分にとってがんには、自分と家族のこれからの人生をよりいっそう幸せなものにするという意味があったのだと考えています。

だから、私はがんに感謝しています。

人智を超えた大いなる存在はどこにいるのか？

自分が死を意識するようになって、そして身近な人の死に接してきたことから、**人は死んだらどうなってしまうのか**ということをよく考えます。

天国とか死後の世界とか、宗教や考え方によっていろいろな表現の仕方はありますが、私もやはり、**人は死んだらそれで終わりということはないのではないか**、と考えています。

大学生のときに、一人でアメリカ横断旅行をしました。そのとき夜行バス（グレイハウンド）でロサンゼルスからグランドキャニオンに行きました。何もない広大な大地をバスで進み、やっとたどり着いたグランドキャニオンで見た、想像をはるかに上回る絶景。アメリカは、そして世界はこんなに広いのか、とびっくりしました。

ところが宇宙はもっともっと広く大きいのです。地球は太陽系の中の一つの惑星に過ぎず、太陽系は天の川銀河のほんの一部に過ぎず、そして宇宙の中に銀河は数千億個もあると言われています。

自分たちが生きている世界は全宇宙から見れば本当に、本当に小さいです。だから**宇宙のほとんどのことを私たちは知りませんし、見たこともありません**。

私たちの生きている世界を空間的に考えてみましたが、今度は時間的に考えてみます。

私たちがこの世で生きる数十年という時間は、地球の歴史から見ればほんの短い時間です。地球上に人類（ホモサピエンス）が生まれたのが20万年前です。地球が生まれたのが46億年前、そして宇宙が生まれたのが138億年前。私たちは宇宙の、地球の、人類の歴史のほんの一部しか知りませんし、経験していません。

この世の人間の命は宇宙の歴史全体からすれば、ほんの一瞬です。

このように**空間的にも、時間的にも、私たちはこの世のほんのわずかな部分しか知りません。**知っている範囲の外側には、我々がまだ知らない、想像もつかないことがたくさんあるはずです。

例えば、もし自分たちが2次元の世界に住んでいたら、3次元の世界は想像もつかないはずです。縦と横だけの世界で生きていたら高さがある世界は想像もできないでしょう。同じように、我々のいる3次元の世界からは4次元や5次元といった別の次元の世界は想像すらできません。

そう考えると、**我々の知る世界の外側に人智を超えた世界が広がっていると考えても、おかしくないはず**です。

そのような人智の及ぶ範囲の外側に広がる世界（次元、時空）に、肉体としての生を終えた魂が行く天国があり、そこに人智を超えた神様のような存在がいるのではないか。

そして我々の魂は天国で、想像もつかないほど長い時間を幸せに生きるのではないか。その魂の長さと比べれば、現世での数十年という命の長さは短く、仮にこの世での生を人より早く終えたとしても、その後天国で過ごす魂としての幸せな時間のとてつもない長さからすれば、わずかな差なのではないか。

若くして亡くなった私の父も姉も妹も、今ではみんな天国で、この世の私たちを見守りながら、楽しく幸せな日々を送っているのではないか。そして残された私たちも、いずれその天国の一員に加わって、**みんな一緒に幸せな魂として想像もできないほど長い時間を生きるのではないか。**そんな想像をしています。

宇宙には分からないことがたくさんあります。というより、分かっていることはほんの少しです。だから、今の科学では説明できないけれども、古代より様々な宗教で信じられてきた「天国」「死後の世界」「神様」「大いなる存在」を、完全に否定することはできないのではないかと思います。

そう考えて、妹や姉が小さな子どもを残して旅立ったことや、私よりも若い、または同年代の患者仲間が亡くなったことを納得しようと努力しています。

このように考えないと、どうしても納得できないのです。

さらに高い目標を目指して

私の人生の目標は、これまで書いた通り、娘が1歳のときに決めた「娘の二十歳の誕生日を家族3人でおいしいお酒で乾杯してお祝いする」というものでした。娘にも小さいころから折りに触れて話していました。

ある日、小学生になった娘からこう言われました。

「パパ、私の二十歳の誕生日じゃ早すぎるよ。私の子どもの二十歳の誕生日までは生きていてね」

これを聞いて、私の目標には以下の文章が加わりました。

「娘の子どもの二十歳の誕生日も家族みんなでおいしいお酒で乾杯してお祝いする」

最初に目標を決めたのは脳腫瘍の手術を控えたころでした。あのころは、「本当に娘が二十歳になるまで生きていられるだろうか」という不安が大きかったのを思い出します。

でもあれから13年経ち、5回のがんを乗り越えてきた今は、自信を持って、「娘の子どもが二十歳になるまで生きるのが目標です」と言えます。

そしてこの目標は、きっと達成できるものと信じています。

「今度」を失う辛さと、取り戻した幸せ

本書の発売が間近に迫った2024年8月、家族でヨーロッパ旅行に出かけました。社長時代の取引先であるスロベニアのXLAB社の社長で、大切な友人のユーレから、結婚式に招待してもらったのです。せっかくの機会ですので、私が若いころに赴任していたアムステルダム、そしてロンドンにも立ち寄ってきました。

娘が小学生のころ、「どこの国に行ってみたい?」と聞くと、決まって「パパが前に住んでたオランダに行ってみたい」と言うので、私は「じゃあ、今度連れて行ってあげるね」と約束していました。ところが5度にわたるがん闘病で、「今度」はどんどん遠ざかっていきました。

今回の旅は、その「今度」がようやく実現したものです。

普通に生きていれば当たり前の「今度」ですが、それを失うことの悲しさや苦しさは、失ってみなければ分かりません。だからこそ、それを取り戻したとき、それがどれだけありがたく幸せなことかを身に染みて実感します。

5度がんを宣告されても、5年生存率が約2％でも、海外旅行に行けるほど元気になることは可能です。みなさんの「今度」も、きっと取り戻せるはずです。

＊

本書の内容は、あくまで私個人の闘病経験に基づいて執筆しています。治療の内容や経過は、患者さん一人一人で異なります。よって本書の内容がそのまま他の患者さんにも当てはまるわけではないことをご留意ください。

また第1章、第2章に記載した医師の説明内容などは、当時の記録や資料をもとに記述していますが、もし医学的に不正確な点があれば、それは全て私の理解不足によるものです。何かお気づきの点がありましたらご指摘いただければ幸いです。

自分が今でも元気に生きていられるのは、本当に多くの方々に助けてもらったおかげです。改めてこの場を借りて、みなさんに感謝の気持ちを伝えたいと思います。

治療してくださった先生たち、苦しい治療を支えてくださった看護師、移植コーディネーター、理学療法士等の医療スタッフのみなさん。

臍帯血をさい帯血バンク経由で提供してくださった近畿地方のドナーの女の子とお母さん。

何かと気にかけてＳＮＳでメッセージをくれ、手紙をくれ、差し入れを持ってきてくれた友人のみなさん。

脳腫瘍から肺がんまで、困ったときはいつも親身に相談にのってくれる幼なじみのＴ君。

そして、天国の患者仲間のみなさん。白血病の移植治療を乗り越える勇気をくれたゆうきさん。いつも握手でパワーを送ってくれたまさぞうさん。お母様がいつも私を応援してくれたみゆきさん、脳腫瘍で亡くなったＵさん、Ｋさん。悪性リンパ腫で亡くなったコンサルタント時代の先輩古河さん。

みなさんと一緒に元気になって、ともに病気に立ち向かった戦友として闘病中の思い出話をしたかったです。その楽しみは天国で再会するまでとっておきます。

ここに書いた方々だけではなく、本当にたくさんの方にご心配をおかけし、応援していただき、助けていただきました。そうした全てのみなさまへ。

心から、ありがとうございました。

最後に、いつもそばで支えてくれる家族へ。

妻の由貴には、本書の執筆中に何度もブレインストーミングに付き合ってもらい、臨床心理士／公認心理師として、また博士（教育学・東京大学）として、数多くのアドバイスをもらいました。それが特に第4章「がんを乗り越えるためのフレームワーク」の執筆に大きく役立っています。たくさんの有益なアドバイスをありがとう。

そして、妻と娘へ。こんなにも家族に心配と苦労をかける夫・パパは他にいないと思います。それなのに、いつも支えて応援してくれてありがとう。2人に心配をかけるのは肺がんでもう最後にします。これからは、自分を含めた家族3人全員が、健康で平穏な暮らしを送っていきます。

本書が、みなさんの不安や苦痛を軽くして、病気や困難を乗り越えていくために少しでも役立てば、望外の喜びです。

参考図書

『世界中の医学研究を徹底的に比較してわかった　最高のがん治療』（津川友介・勝俣範之・大須賀覚　著／ダイヤモンド社）
『がん「エセ医療」の罠』（岩澤倫彦　著／文春新書）
『マインドフルネスストレス低減法』（ジョン・カバットジン　著／北大路書房）
『あなたのストーリーを棄てなさい。あなたの人生が始まる。』（ジム・ドリーヴァー　著／ナチュラルスピリット）
『ニュー・アース――意識が変わる　世界が変わる』（エックハルト・トール　著／サンマーク出版）
『さとりをひらくと人生はシンプルで楽になる』（エックハルト・トール　著／徳間書店）

profile

高山知朗

たかやま・のりあき

1971年、長野県伊那市生まれ。早稲田大学政治経済学部を卒業後、アンダーセンコンサルティング(現アクセンチュア)、Web関連ベンチャーを経て、2001年に30歳でITベンチャー企業の株式会社オーシャンブリッジを設立。11年、40歳で脳腫瘍(グリオーマ)を発症して手術を受け、腫瘍は全摘出されたものの視覚障害が残る。13年には悪性リンパ腫を発症し、約7か月間の入院で抗がん剤治療を受け寛解に至るが、体力面の不安から17年に会社をM&Aで売却。その直後に急性骨髄性白血病を発症し、臍帯血移植を受けて約8か月の闘病の末に寛解に至る。20年には大腸がん(直腸がん)、24年には肺がんを告知されて手術を受ける。53歳の現在は、3か月ごとに検査のため通院しながら、妻と娘とともに自宅で元気に暮らす。
5度のがん闘病の記録をつづった「オーシャンブリッジ高山のブログ」は、がん患者とその家族から「勇気が湧いた」「希望の光が見えた」「冷静で客観的な文章で分かりやすい」と絶大な人気を誇る。著書に『治るという前提でがんになった　情報戦でがんに克つ』(小社刊)がある。

オーシャンブリッジ高山のブログ
https://www.oceanbridge.jp/taka/

5度のがんを生き延びる技術
がん闘病はメンタルが9割

2024年10月10日　第1刷発行

著　者　高山知朗
発行人　見城 徹
編集人　福島広司
編集者　前田香織

GENTOSHA

発行所　株式会社 幻冬舎
〒151-0051　東京都渋谷区千駄ヶ谷4-9-7
電話　03(5411)6211(編集)
03(5411)6222(営業)
公式HP：https://www.gentosha.co.jp/
印刷・製本所　株式会社 光邦

検印廃止

ISBN978-4-344-04356-5　C0095

この本に関するご意見・ご感想は、
下記アンケートフォームからお寄せください。
https://www.gentosha.co.jp/e/